手术别怕

主编 邱礼荣

——中老年患者常见疾病术前须知

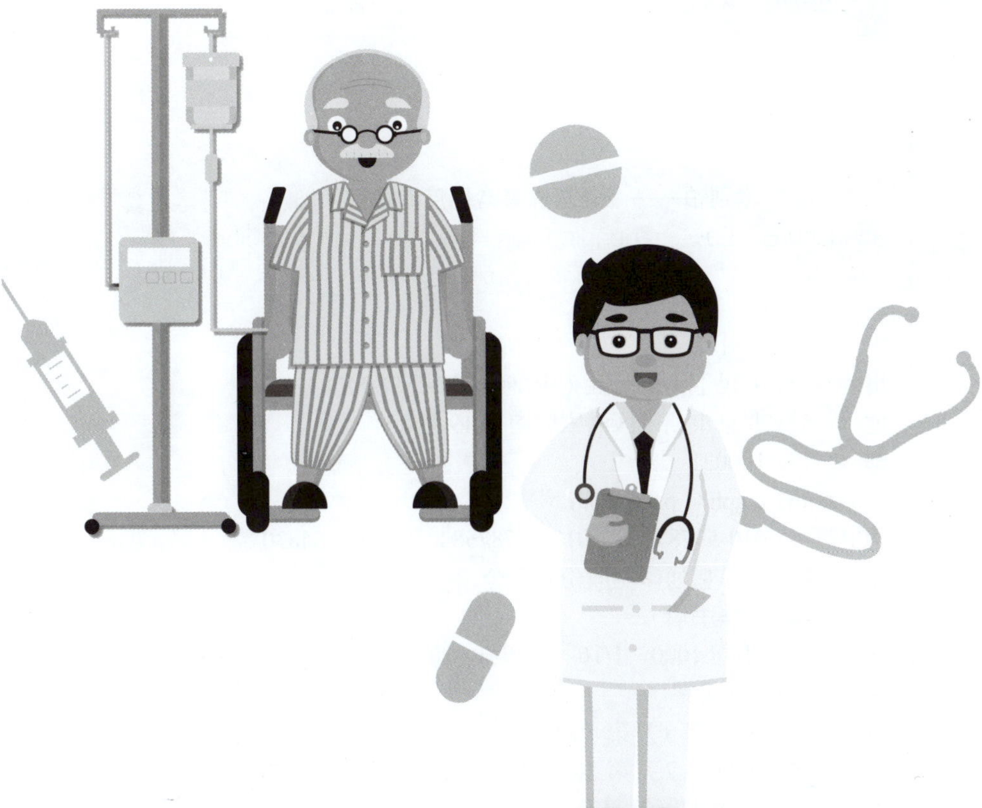

人民卫生出版社
·北 京·

图书在版编目（CIP）数据

手术别怕 ：中老年患者常见疾病术前须知 / 邱礼荣主编. -- 北京 ：人民卫生出版社，2025. 5. -- ISBN 978-7-117-37943-4

Ⅰ. R6

中国国家版本馆 CIP 数据核字第 2025RH2099 号

手术别怕——中老年患者常见疾病术前须知

Shoushu Bie Pa——Zhonglaonian Huanzhe Changjian Jibing Shuqian Xuzhi

主　　编：邱礼荣
出版发行：人民卫生出版社（中继线 010-59780011）
地　　址：北京市朝阳区潘家园南里 19 号
邮　　编：100021
E - mail：pmph @ pmph.com
购书热线：010-59787592　010-59787584　010-65264830
印　　刷：北京盛通印刷股份有限公司
经　　销：新华书店
开　　本：710 × 1000　1/16　　印张：10
字　　数：149 千字
版　　次：2025 年 5 月第 1 版
印　　次：2025 年 7 月第 1 次印刷
标准书号：ISBN 978-7-117-37943-4
定　　价：49.00 元
打击盗版举报电话：010-59787491　E-mail：WQ @ pmph.com
质量问题联系电话：010-59787234　E-mail：zhiliang @ pmph.com
数字融合服务电话：4001118166　E-mail：zengzhi @ pmph.com

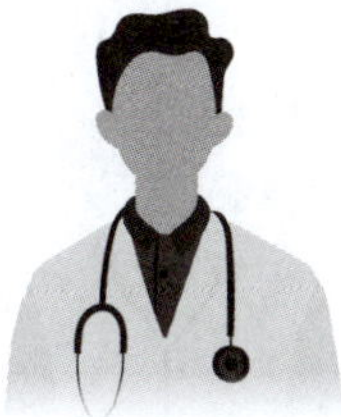

编写委员会

主　编　邱礼荣　哈尔滨医科大学附属第二医院

副主编　蔡欣宇　哈尔滨医科大学附属第二医院

那　猛　哈尔滨医科大学附属第一医院

李艳双　哈尔滨医科大学附属第二医院

王　龙　哈尔滨医科大学附属第六医院

编　委　（按姓氏笔画排序）

王晓辉　哈尔滨医科大学附属第二医院

牛　晨　哈尔滨医科大学附属第二医院

申　令　哈尔滨医科大学附属第二医院

刘　涛　哈尔滨医科大学附属第二医院

孙　瑞　哈尔滨医科大学附属第二医院

李　金　哈尔滨医科大学附属第二医院

李　亮　哈尔滨医科大学附属第二医院

杨　磊　哈尔滨市第一医院

肖宏起　哈尔滨医科大学附属第二医院

何榆健　哈尔滨医科大学附属第二医院

张　琪　哈尔滨医科大学附属第二医院

岳星彤　哈尔滨医科大学附属第二医院

赵　金　哈尔滨医科大学附属第二医院

赵　真　哈尔滨医科大学附属第二医院

赵明明　哈尔滨医科大学附属第二医院

贾　涛　哈尔滨医科大学附属第二医院

梁　爽　哈尔滨医科大学附属第二医院

雷加吉　哈尔滨医科大学附属第二医院

翟界坤　哈尔滨医科大学附属第二医院

序言

人生暮年几多秋，仍有岁月待温柔。

人口老龄化是生活质量提高和社会进步的一种体现，也是人类历史发展的必然趋势，目前全球都在经历这一过程。

民政部数据显示，截至 2024 年年底，我国 60 岁及以上人口达 3.1 亿人，占全国人口的 22%，其中 65 岁及以上人口 2.2 亿人，占全国人口的 15.6%。根据国际有关标准，我国已进入老龄化社会。规模庞大的老年人群面临着医疗资源紧缺、心理健康等多重压力。

对于老年人而言，肿瘤、骨折、严重骨关节炎等疾病提高了外科手术治疗的概率。同时，衰老、共病和衰弱等多方面因素带来的手术风险，给老年人群及其家属带来了沉重负担。老年人面临更多的健康问题，需要手术科室、老年医学科、麻醉科、内科等学科团队给予全面、个体化和连续性的管理。由此可见，老年疾病的外科治疗，是一项复杂的团队工作。

然而，医患双方对疾病认知的差异，老年人常见的焦虑、抑郁心理状态，生活自理能力的强弱，以及多重用药等问题，始终困扰着老年人及其家属，并容易导致前者在入院、围手术期治疗和出院后康复过程中产生恐惧乃至抗拒的心理。

患者对手术认知的重要性往往被低估。事实上，弥合认知鸿沟对提高手术效果显得尤为重要，普及医学知识是改善医患沟通的有效途径。这恰是本书的价值和创作的意义所在。

本书面向患者及其家属，将医学关键信息抽丝剥茧、娓娓道来；聚焦外科疾病术前、麻醉及手术室相关须知，具有极强的通俗性、实用性、科学性和权威性。同时，作者团队从老年患者的角度出发，将艰涩难懂的医学知识转化为浅显的解剖学常识、生动的图片和临床问答，令枯燥的医学知识变得亲近、易懂。可以说，这是作者团队将人文关怀和写作技巧有机结合的范例。

科普工作是医务工作者的一项重要职责，从门诊到社区讲堂，从病床边到书桌旁，无不体现着医护人员“老吾老以及人之老”的崇高精神。诚如著名妇产科专家郎景和院士所指出的，科普是医生的职业良知和社会责任。

愿本书成为守护老年人健康的知识之盾。

中国协和医科大学出版社社长兼总编
中国医学科学院健康科普研究中心主任
张凌
2025 年仲夏

前言

手术是外科医生治疗疾病的常规手段，外科医生通过切割、缝合、修复或移除组织等操作来直接有效地实现这一目的。然而，由于信息不对称，手术在患者的眼中往往被视为会带来疼痛、流血、卧床、瘢痕等一系列令人生畏的后果。患者对手术的流程、安全性缺乏深入了解，甚至听到关于手术意外的讨论也会惴惴不安。即使是经历过手术的患者，由于在手术过程中通常处在麻醉状态，他们对手术的具体流程和相关操作也知之甚少，这使得手术室变成了一个神秘之地。因此，患者往往对手术抱有一定的抗拒心理，对手术室和手术台充满了敬畏和恐惧。

事实上，手术并没有那么神秘和可怕。这种错误的认知，源于患者对手术了解不足。目前，图书市场上相对缺乏面向患者、系统讲解手术相关知识的科普书籍。为了消除人们对手术的误解，让更多人能够了解手术、正确看待手术，我们编写了这本书，向广大群众详细介绍整个手术流程，从术前的准备和检查到术后的护理及相关问题处理，从病房转运到手术室的过程，以及手术结束后将患者转运回病房的流程。此外，我们还详细解释了每一步骤的意义和必要性。例如，术前准备包括实验室检查以及其他必要的评估，以确保患者在手术时处于最佳的身体状态；详细描述术中的具体操作，帮助患者了解医生的专业技能和先进治疗技术；术后的护理则涵盖术后康复计划、药物管理以及患者需要注意的事项，旨在确保患者顺利康复并避免并发症的发生。

通过全面介绍手术流程，我们希望消除患者对手术的猜疑和恐惧，使他们更加信任医学专业团队。书中还将穿插真实案例，展示手术如何成功治愈患者病症，以及患者术后逐步恢复健康的过程。

此外，我们还将介绍现代医学技术的应用，如微创手术、机器人辅助手术等，以展示医学科技的不断进步及其对患者的好处。通过这些信息，我们希望读者能够更加理性地看待手术，并认识到其在现代医学中的重要性和必要性。

总体而言，这本书不仅为患者提供了全方位的手术知识，还致力于帮助他们建立起对手术的正确认知，使其能够更加主动地参与医疗决策，从而促进患者与医生之间的合作，增强彼此信任，改善患者的就医感受，提升就医体验。

邱礼荣

2025 年 3 月

目录

第三章

麻醉探秘：知麻讲堂揭秘之途

第四章

手术探幽：无影灯下手术之境

第一章

术前导引：充分准备赴术之约

第一节 从术前评估到风险防控

中老年身体会经历一系列生理变化：**①肌肉骨骼方面**，肌肉与骨骼组织减少，力量减弱，骨密度降低，骨折风险增加，易发生骨质疏松，影响日常生活与心理健康；**②心血管系统功能下降**，血管弹性减弱，心脏泵血受影响，易出现气短、乏力等症状，高血压、心脏病等疾病发病率高，需密切关注心脑血管健康；**③新陈代谢减缓**，基础代谢率降低，热量燃烧能力减弱，易发胖，糖尿病等疾病风险增加，需注意饮食与运动；**④消化系统功能减弱**，胃肠道蠕动与消化酶分泌减少，易出现胃痛等症状，应调整饮食结构，保证水分摄入，养成规律饮食习惯；**⑤免疫系统功能减弱**，抗病能力下降，易感染病原体，罹患多种疾病，需注重疾病预防，保持良好卫生习惯，加强锻炼与预防接种，定期健康检查；**⑥视力和听力也会下降**，影响生活质量与沟通交流，需定期检查，采取矫正与改善措施。**这些身体变化会带来相应的手术风险**，比如中老年人因组织器官衰老、药物代谢慢、对麻醉药物敏感、免疫功能下降、生理储备能力降低，且常伴基础疾病，所以手术风险较高。

一、术前全面评估的重要性

进行全面的术前评估是确保中老年患者手术安全、减少并发症风险的关键步骤。这不仅涉及对患者的身体状况、营养状况、心理状态等方面的评估，还需要关注患者的“重要事项”，即患者最为关心和优先的事项，如健康目标、生活偏好、对手术的认识等。医护人员会以术前访视的形式与中老年患者直接交谈，讨论对他们来说最重要的事情。这些对话有助于医护人员尊重患者的偏好以及根据患者的实际情况制定相应的护理计划，确保术前和术后护理与患者的整体健康目标相一致。

二、身体健康状况评估

1. 心血管系统 评估患者的心脏功能、血压控制情况，以及是否有冠状动脉粥样硬化性心脏病（冠心病）、心律失常等病史。

2. 呼吸系统 评估患者的肺功能、是否存在肺部感染、慢性阻塞性肺疾病等呼吸系统疾病。

3. 消化系统 了解患者的饮食习惯、消化功能，以及是否存在胃肠道疾病。

4. 泌尿系统 评估患者的肾脏功能、排尿情况，以及是否有泌尿系统感染或结石等病史。

5. 内分泌系统 了解患者的血糖水平、甲状腺功能等，确保围手术期内分泌稳定。

6. 手术史 了解患者是否有手术史，体内是否有植入物、假体等。

三、营养状况评估与营养支持

营养不良是中老年患者常见的问题，术前医生会对患者的营养状况进行评估，必要时给予营养支持治疗。营养不良不仅会影响患者的手术耐受性，还会增加术后感染和伤口不愈合的风险。患者应遵医嘱口服营养补充剂、进行肠内营养或肠外营养等营养支持治疗。

四、心理状态评估与心理干预

中老年患者在术前往往伴有焦虑、恐惧等负面情绪，这些情绪状态可能会影响手术的顺利进行和术后的康复。术前医生会对患者的心理状态进行评估，必要时给予心理干预和支持，如认知行为疗法、放松训练、介绍手术成功案例等，帮助患者建立战胜疾病的信心，减轻心理负担。

五、关注“重要事项”

除了上述常规的术前评估外，医护人员还会关注患者的“重要事项”。医护人员通过与患者的深入沟通，了解他们的期望和担忧，有助于制订更加符合中老年患者需求的护理计划。由于年龄因素，中老年患者可能面临更多的健康挑战和复杂的护理需求。例如，担心术后病理结果的患者可以了解病理送检的流程及所需要的时间；担心术后生活自理能力的患者可以了解康复治疗方法和家庭护理服务；担心术后疼痛的患者可以提前了解疼痛管理方案等。

六、降低术后谵妄和跌倒风险的策略

1. 认知功能评估 患者可以在医生指导下，于术前通过简易智力状态评估量表（Mini-Cog）等工具进行认知功能评估，以帮助医生识别高危人群。

2. 药物管理 避免使用可能诱发谵妄的药物，如抗胆碱能药、苯二氮䓬类药等，如术前因过分紧张、焦虑、无法入睡，患者可与主管医生沟通，由医生决定是否给予小剂量安眠药。

3. 环境干预 患者的住院环境需要尽可能安静、舒适，减少噪声和光线的干扰，确保充足的睡眠和休息时间。

第二节 中老年患者术前的药物管理

一、中老年手术患者可能不适合的药物

中老年患者的生理机能下降，药物代谢和排泄能力减弱，对某些药物的敏感性增加，容易发生药物不良反应，所以使用适合其年龄的药物或及时调整剂量至关重要。同时，必须避免或取消可能影响手术相关安排、心理状态或行动能力的高风险药物。术前患者及其家属应配合医护人员，对正在使用的药物进行全面审查，明确哪些药物可能不适合在围手术期继续使用，避免使用高风险药物，并在必要时调整剂量或取消处方。

以下药物可能增加中老年患者术后并发症的风险，应当谨慎使用：苯二氮䓬类药、阿片类药物、抗胆碱能药、处方和非处方镇静剂和睡眠药物、肌肉松弛药、三环类抗抑郁药和抗精神病药。

1. 抗凝药物或抗血小板药 如阿司匹林、华法林等，可能增加手术中的出血风险。

2. 抗胆碱能药物 如阿托品、东莨菪碱等，可能引起口干、视力模糊、尿潴留等不良反应。

3. 镇静催眠药 如苯二氮䓬类药，可能抑制患者的呼吸和循环功能。

4. 利尿剂 如呋塞米等，可能导致电解质紊乱和脱水。

5. 降血糖药：对于糖尿病患者，某些口服降血糖药或胰岛素替代治疗可能在手术应激状态下导致低血糖或高血糖反应。

二、优化药物的策略

1. 停药或换药 对于明确不适合在围手术期继续使用的药物，患者应在医生的指导下停药或换药。

2. 调整用药剂量 对于某些需要继续使用的药物，但剂量可能过大的情况，患者应在医生指导下适当调整用药剂量。

3. 加强监测 对于继续使用可能存在风险的药物的患者，医护人员应术后加强监测，及时发现并处理可能出现的不良反应。

第三节 中老年患者术前的认知健康

一、老年综合征与术后不良后果的关联

对于中老年患者而言，认知健康与手术的安全性和术后恢复密切相

关。患者术前应配合医护人员评估认知功能，这有助于识别潜在的认知障碍风险，并采取相应的预防措施。老年综合征（虚弱、痴呆、抑郁等）与术后不良后果密切相关。例如，虚弱的患者术后更容易出现感染、跌倒等并发症；痴呆患者术后容易出现谵妄、认知功能进一步下降等问题；抑郁患者术后容易出现疼痛加重、康复延迟等问题。

对于中老年患者而言，术前进行认知障碍筛查尤为重要。简易智力状态评估量表等常用筛查工具可以帮助识别患者痴呆的早期迹象，并及时采取相应的治疗措施。

除了药物治疗外，心理策略也是预防和治疗认知障碍的重要手段。这包括提供认知刺激活动、进行心理疏导和支持性治疗等。这些策略有助于改善中老年患者的心理状态和认知功能，保障手术的安全性，提高术后恢复质量。

二、术前认知功能评估与干预

1. 认知功能评估： 简易智力状态评估量表（Mini-Cog）、简易智力状态检查量表（MMSE）等工具可供使用。

2. 认知训练和干预： 存在认知功能障碍的患者术前在医护人员指导下进行针对性的认知训练，如手工制作、数字迷宫任务等。同时，患者还应注意改善睡眠质量，保证充足的睡眠时间。

第四节 中老年患者术前的移动能力评估

一、移动能力评估的重要性

对于中老年患者而言，保持灵活的移动能力（moving ability）对手术的安全性以及术后恢复都特别关键。术前对患者的移动能力进行准确评估，有助于识别潜在的跌倒风险和其他相关的健康问题。移动能力是老年人日常生活自理能力的重要组成部分，也是评估其能否耐受手术、术后康复潜力的重要指标之一。患者配合医护人员进行术前移动能力评估，有助于术后的顺利康复以及个性化康复计划的制定。

二、移动能力评估方法

常用的移动能力评估方法包括起立—行走计时试验、5 次起坐试验、闭目直立试验等。这些评估方法可以有效评估患者的移动能力、动态平衡能力、活动技巧以及静态平衡能力等方面的情况，以便快速识别中老年患者的跌倒风险，并采取相应的预防措施。例如，通过改善环境布局、提供辅助行走设备等手段来降低患者的跌倒风险。在术前准备阶段，医护人员与中老年患者共同制定个性化的康复计划，包括物理治疗、职业治疗等措施。这些措施有助于改善中老年患者的移动能力和功能独立性，提高手术的安全性和术后恢复质量。同时，家属和照护者也应积极参与患者的术前准备和术后恢复工作，为患者提供必要的支持和帮助。

三、安全有效的护理过渡方法

1. 提供安全的环境 病房内应保持地面干燥、清洁、无障碍物；安装床挡、扶手等辅助设施；提供防滑鞋等个人防护用品。

2. 加强护理人员的培训 护理人员应掌握老年患者的特点和护理要点，学会正确评估患者的移动能力和跌倒风险。

3. 制定个性化的康复计划 不同患者的移动能力评估结果不同，手术类型及风险程度也各异，所以需要制定个性化的康复计划。康复计划应包括物理治疗、职业治疗等多个方面，旨在提高患者的肌肉力量、平衡能力和日常生活自理能力。

4. 加强家属的参与和支持 家属在术前应详细了解患者的病情、手术方案以及术后的护理要点和康复计划。家属在术后应积极参与患者的护理和康复工作，提供相应的情感支持和心理安慰。

中老年患者在术前应全面了解术前须知的相关内容，以确保手术的安全性和术后的顺利康复。

第二章

术前锦策：外科疾病术前之备

术前注意事项

为确保手术顺利进行、降低手术风险，患者及家属需在术前做好多方面准备工作，具体内容如下。

（一）医患沟通与信息了解

患者及家属应与医护人员充分沟通，全面了解手术相关信息。具体涵盖手术必要性、预期效果、手术目标、具体操作流程，以及可能存在的风险、术后注意事项和并发症等内容。通过充分沟通，患者及家属能对手术有清晰认知，从而更好地配合治疗。

（二）心理准备

患者术前要做好充分心理准备，尽量保持平和稳定的心态，避免过度紧张、焦虑。过度紧张的情绪可能引发血压升高、心率加快等生理反应，进而增加手术风险。患者可通过听音乐、与家人朋友交流等方式缓解紧张情绪，以积极的心态迎接手术。

（三）生活习惯调整与基础疾病控制

1. 生活习惯调整 患者在术前需培养良好的生活习惯，禁烟、禁酒，注重营养摄入，确保营养状况良好。若存在营养不足的情况，应及时进行营养补充，调整身体状态，为手术做好身体储备。

2. 全面排查手术禁忌 全面排查手术禁忌，尽量将身体机能优化至最佳手术条件，为手术安全筑牢根基。

3. 控制基础疾病 积极控制高血压、糖尿病等内科基础疾病，将其调整至合理且可控的范围，降低手术风险。同时，及时治疗未愈合的皮肤破口、疖肿、湿疹等感染病灶，避免因感染引发术后并发症，保障手术顺利进行。

（四）术前特殊准备

1. 禁食禁水 术前需要禁食、禁水一定时间，具体时间根据手术时间和麻醉方式确定，以确保手术顺利进行，防止术中发生呕吐、误吸等情况。

2. 皮肤准备 若手术需要，术前应剔除手术部位的毛发，进行体表清洁，保持术区皮肤清洁卫生，以减少感染风险；若手术需要，术前应进行肠道清洁，降低术后感染的发生概率。

3. 药物调整 根据患者具体情况，医生可能会开具术前准备药物，如镇静剂、抗生素等，患者应遵医嘱按时服药。术前已在使用抗凝药物的患者，需要停用原来的抗凝药，改用短效抗凝药，同时停止使用可能影响手术或麻醉的药物。

（五）物品与证件准备

1. 熟悉医院规定 患者及家属应熟悉医院相关规定，如术前检查时间、住院费用、护理费用等，以便合理安排时间和费用。

2. 准备生活用品 准备好住院所需的生活用品，如洗漱用品、换洗衣物等，为住院生活提供便利。

3. 准备术后物品 准备术后可能需要的物品，如便盆、尿壶等，方便术后护理。

4. 携带相关证件 携带医保卡、身份证等相关证件，以便办理住院手续。

（六）相关检查评估

根据手术需要，医护人员会对患者开展全面且细致的身体检查，为手术方案的制定提供科学依据。检查内容涵盖多个方面。

1. 生化指标检测 通过检测生化指标，评估身体的代谢功能和器官功能。

2. 免疫学检查 如乙肝五项、丙型肝炎病毒抗体检测等，了解患者的免疫状况和感染情况。

3. 生命体征监测 实时监测血压、心率、呼吸等生命体征，掌握患者的身体动态。

4. 局部情况评估 对手术部位进行详细评估，了解病变的性质、大小及位置等关键信息。

5. 影像及功能检查 包括B超、CT、MRI、X线等，以了解身体各器官的功能状态和结构情况。

以下详细介绍一些常规检查项目，但并非每个患者都需要做全部检查，医生会根据患者的具体情况来决定。

（1）心电图：进行心电图检查时，医护人员会在患者胸前和四肢连接上电极片，通过心电图机记录心脏的电活动。为了让记录更加准确，医护人员可能会在患者皮肤上涂抹导电糊或者生理盐水。心电图能帮医生诊断一些心脏问题，比如心律不齐、心肌缺血或心肌梗死等。

（2）动态心电图：和心电图类似，医护人员会在患者前胸贴上电极片，通过动态心电图仪连续记录患者心脏的电活动超过20个小时，用于捕捉非持续性的心律失常，对高龄或常规心电图异常的患者特别有用，有助于更全面地了解患者的心脏功能。检查期间需要远离强磁场，比如做动态心电图期间不能做磁共振成像；避免剧烈运动，平时活动量可以；勿拉扯电极线，如果发生电极片脱落，要及时找医护人员更换。

（3）心脏彩超：检查时，患者需要平躺在床上，医生会在患者胸前涂抹无色透明的耦合剂，以排除皮肤与超声波探头之间的空气干扰。通过心脏彩超，医生可以获知患者心脏的解剖结构、运动情况和血流情况，是一种诊断心脏疾病的重要工具，如先天性心脏病、心脏瓣膜病、心力衰竭、心肌病等。

（4）肺功能测试：进行肺功能测试时，患者需要端正坐好，背要直，松开紧身的裤腰带等，从而减少对呼吸的影响。患者需要深吸气，然后把气用力呼出来，这个动作要持续至少6秒钟。肺功能测试主要是检查患者气管通畅情况、肺容量大小，及时发现肺和气道的问题，评估患者的肺功能状态能否承受手术。肺功能不佳的中老年患者术前应禁烟，并通过适量活动（吹气球、爬楼梯等）提高肺功能。

（5）计算机断层扫描（computed tomography，CT）：进行CT检查时，患者需要平躺于CT检查床上，按照医生指示，配合检查。例如，对于结直肠癌患者，一般需要做胸部及腹部CT，以判断原发灶位置、大小、是否向周围脏器侵犯，还可以判断有无梗阻、穿孔、远处转移（包括肝转移、肺转移等），对肿瘤的临床分期、治疗具有重要的指导意义。

（6）增强CT：进行增强CT检查前需要向患者静脉中注入无毒的造影剂，极少数患者可能出现过敏反应。当普通CT无法判断肝脏、肺等部位占位是否为转移灶时，可以通过增强CT发现病灶内是否存在异常血流信号，辅助诊断肿瘤的临床分期及治疗。

（7）磁共振成像（magnetic resonance imaging，MRI）： MRI 使用核磁共振机器，通常检查时间比 CT 长，费用比 CT 高，但没有辐射损伤。MRI 检查前注意事项：需要判断患者身体内或体表是否有金属物品。佩戴的手表、项链等金属物件需在检查前摘掉，并交给家属保管。如果患者体内存在植入的金属，如钢板、钢钉、宫内节育器、起搏器、假牙、心脏支架等，需要询问手术医生植入金属的材质，并在检查前向主治医师说明情况。

（8）增强 MRI： 增强 MRI 需要向患者静脉内注射造影剂，以此来判断病灶内血流状态，帮助临床分期及诊疗，但也需要及时向主治医师反映体内有无金属。

术后注意事项

1. 遵医嘱定期复查

在医生指导下，保持伤口清洁干燥，避免污染，定期更换敷料，注意观察伤口情况是否出现红肿、渗液等感染迹象，避免用手触碰伤口，防止细菌入侵。术后患者需要遵医嘱按时服药，不要随意增减药量或者停药，注意观察药物的副作用，如有不适，应及时就医处理。

患者术后应积极配合医护人员进行复查与随访，复查项目可能涵盖血常规、肝功能、B 超、CT、肿瘤标志物、胰腺功能等多项检查，这有助于及时发现并妥善处理可能的并发症，全面评估身体恢复状况：①了解伤口恢复情况，避免出现感染或其他并发症；②及时发现身体出现的异常情况，并第一时间进行处理，防止病情恶化；③综合各项检查结果评估恢复进度，以便医生根据实际情况调整后续治疗方案。

2. 饮食调整

（1）忌口刺激油腻物： 术后一段时间内，远离辣椒、生姜、大蒜等辛辣刺激性食物，以及油腻食物，同时严格忌烟、忌酒，防止刺激伤口、加重身体负担。

（2）优化营养摄入： 逐步增加蛋白质和维生素的摄取量，多食用蔬菜、水果、高蛋白食物，为身体恢复提供充足营养，助力身体快速康复。

（3）饮食过渡有顺序：饮食从流质食物开始，如米汤、藕粉等；待身体适应后，过渡到半流质食物，像粥、面条等；最终恢复正常饮食，保证营养均衡。

（4）关注肠道通畅性：通过合理饮食，如摄入富含膳食纤维的蔬果，保持大便通畅，避免因便秘影响伤口恢复。

3. 活动限制

微创手术患者一般在手术当天可以下床活动，而开腹手术患者则需要在术后早期采取半卧位，并适当下床活动以减少手术部位粘连的并发症。术后应充分休息，避免剧烈运动和重体力劳动，随着身体的恢复，可以逐渐增加活动量，从低强度活动开始，如散步、做一些舒缓的伸展运动，逐渐增加活动强度和时间。术后一段时间内避免剧烈运动或者提取重物，以免引起出血、伤口裂开等情况，患者应根据医生的建议，进行适当的活动限制。

4. 生活习惯

（1）规律作息，充足睡眠

保持作息规律，杜绝熬夜行为，确保每日获得充足且高质量的睡眠，逐步养成良好睡眠习惯，为身体恢复提供坚实的生理基础。

（2）劳逸结合，规避诱因

1）合理安排活动：日常活动中需注意劳逸结合，依据自身恢复情况科学规划活动量与休息时间，避免过度劳累导致身体机能下降。

2）远离风险因素：严格禁烟、禁酒，避免接触感染源，同时做好保暖措施，预防着凉感冒，防止因这些诱因加重病情、影响康复进程。

5. 心理状态

（1）自我情绪管理：术后患者因身体创伤易产生焦虑、恐惧、抑郁等负面情绪，需主动保持心情舒畅，避免长期陷入情绪低谷。可通过与家人、朋友交流分享内心感受，积极参与阅读、绘画、听音乐等喜欢的活动转移注意力，或寻求专业心理辅导师的帮助，有效缓解心理压力。

（2）外部支持配合

1）家属关怀鼓励：家属应给予患者充分的关心与鼓励，陪伴患者度过术后康复期，帮助其树立康复信心，积极配合治疗。

2）医护专业引导：医护人员需密切关注患者心理状态，及时提供心理疏导与支持，针对患者心理问题制定个性化干预方案，助力患者保持积极乐观的心态。

第一节　眼科常见疾病术前须知

一、老年性白内障

（一）概述

老年性白内障（年龄相关性白内障）是中老年人最常见的眼部疾病。白内障源于晶状体混浊，进而引发视觉异常。人类的视觉成像机制与照相机相似，晶状体作为无血管、透明且富有弹性的双凸面体组织，如同照相机的镜头，借助透镜折射原理形成图像。当老年人的晶状体发生老化，其通透性下降，甚至变得混浊，阻碍光线正常进入眼睛，即老年性白内障（senile cataract）。

（二）病因

老年性白内障的主要诱因包括年龄增长和代谢异常。晶状体氧化损伤、晶状体蛋白成分变化以及晶状体上皮细胞凋亡等因素，均可导致晶状体蛋白发生变性，进而降低晶状体的通透性。

（三）常见表现

老年性白内障患者常表现出双眼视力不同程度的进行性减退、对比敏感度和色觉敏感度下降、屈光变化（近视和散光）、单眼复视、眩光和畏光。

（四）治疗方法

目前，手术治疗仍是白内障治疗的主要手段，通常能取得满意的治疗效果。现阶段主流的白内障手术方式均是在显微镜下完成的微创手术，特点是精确度高、创伤小、术后视力恢复快。手术过程一般在局部麻醉或眼表麻醉下完成，患者痛苦小，且手术费用相对较低。主要的手术方式包括以下内容。

1. 白内障超声乳化联合人工晶状体植入术 这是世界范围内白内障的主流手术方法，包括撕囊、白内障超声乳化、清除皮质、人工晶状体植入等手术步骤。该手术方法技术成熟，并发症少，术后视力恢复好，且费用适中，通常可由医保覆盖。

2. 飞秒激光白内障联合人工晶状体植入术 这是近年来新兴的一种白内障手术方式，利用飞秒激光完成白内障撕囊和部分白内障乳化等手术步骤。飞秒激光具有精确可控、误差率极低的特点，有效降低了术中人为意外风险。然而，该手术需要特殊设备，且会产生额外的手术费用，因此在我国尚未得到广泛普及。

（五）术前准备

1. 术前检查 术前，患者应完善全身检查（如心电图、胸片、血常规、生化全项等）与眼部检查（如视力、眼压、角膜曲率、眼轴长度等）。

2. 全身准备 患者应控制好基础疾病，确保手术顺利进行。比如，术前一周保持血糖、血压平稳；既往有心脏病的患者需要由心内科医生会诊；长期服用阿司匹林、氯吡格雷、利伐沙班、达比加群酯等抗凝血药物的患者，需要在专科医生指导下减量或停药一周，以减少术中出血风险。

3. 麻醉方式 手术以局部麻醉为主。对于无法配合手术的患者（如严重的肢体震颤、幽闭恐惧症等），可考虑采用全身麻醉。在术前，患者需要到麻醉科进行术前麻醉评估。

4. 医患沟通 人工晶状体的选择是术前沟通的重要环节。随着科技进步，人工晶状体的种类和功能日益丰富，从原来的单纯替换浑浊的晶状体、恢复视力，到兼具调节屈光力、矫正散光等新功能。目前的白内障手术，可以解决晶状体混浊导致的视力下降，以及患者术前原有的近视、散光等问题。人工晶状体甚至还有多焦点的特性，可以弥补单焦点晶体在远离焦点的距离范围无法清晰成像的缺陷，大大扩大了白内障患者术后视物清晰的范围。

5. 术前用药 在医生指导下，患者术前三天手术眼每天使用抗生素滴眼液预防感染。如果术前存在干眼症或角膜结膜疾病等基础眼病，应先进行治疗，待痊愈后，再行白内障手术。

（六）术后注意事项

1. 患者应在医生指导下，按时使用药物以消炎和预防感染。同时，按医生要求定期复查。

2. 恢复期过后，对于选择植入单焦晶体的患者而言，可能还需要通过配戴眼镜来解决近视或远视的问题。因为单焦晶体只有一个焦点，视物清晰的范围相对较窄。

3. 在白内障术后两年内，手术眼如果出现视力再次下降的情况，很可能是发生了“后发性白内障”，这是大多数白内障手术患者都可能遇到的情况。

二、后发性白内障

（一）概述

白内障手术主要是在保留晶状体透明囊袋的基础上，吸出囊袋内混浊的皮质，并植入透明的人工晶状体。然而，在实际操作中，难以确保将混浊的皮质完全清除。残留的晶状体上皮细胞会在囊袋的后表面缓慢增殖。当增殖到一定程度时，囊袋后表面的透明度下降，导致患者视力再次下降，这种情况被称为“后发性白内障”（after-cataract）。

（二）病因

晶状体上皮细胞在透明的囊袋后表面增殖，使后囊透明度下降，从而导致患者白内障术后视力再次下降。

（三）常见表现

白内障术后三年以上，后发性白内障的发生率高达 30% ~ 50%。视力下降是其主要表现，且视力下降的程度与囊袋后表面混浊的程度和厚度密切相关。

（四）治疗方法

1. 在充分散大瞳孔后，通过倍频掺钕钇铝石榴石激光器，使用 Nd:YAG 激光（波长 1 064 纳米）切开囊袋后表面的混浊区，以恢复中央区的通透性，使光线能够顺利通过，从而恢复视力。激光治疗后，患者的视力通常可以得到显著提升。

2. 如果囊袋后表面混浊严重或者增殖膜致密，导致激光无法打开混浊区，则需要重新手术切开后囊膜。

（五）激光术前准备

1. 术前检查 在激光治疗前，医生会对患者进行详细的眼科常规检查，包括视力、眼压、眼前段情况、后囊膜混浊程度、视轴位置、后囊膜与人工晶状体之间的距离，以及玻璃体、眼底情况等。

2. 散瞳与表面麻醉 在激光治疗前，医生会评估患者的瞳孔大小，并使用适当的散瞳药充分散大瞳孔。术前会使用5%盐酸丙美卡因滴眼液进行表面麻醉，以减轻患者在治疗过程中的不适感。

3. 患者教育 在激光治疗时，患者需要充分配合医生，避免随意转动眼球，以免激光误伤。

4. 心理准备 医生会提前告知患者，治疗过程中照明光源比较明亮甚至有些刺眼，激光爆破声音较大，请患者不要过于紧张。激光治疗过程通常十分迅速，患者不会感到疼痛，无需产生心理负担。

（六）术后注意事项

1. 激光术后，医生通常会开具1～2种眼药水，以预防感染及消炎。

2. 激光术后，患者可能处于散瞳状态，视力可能无法立即恢复。部分患者的视力在第二天瞳孔恢复后有所提高。

3. 如果激光术后视力没有提高，医生需要检查患者的眼底情况和屈光状态。

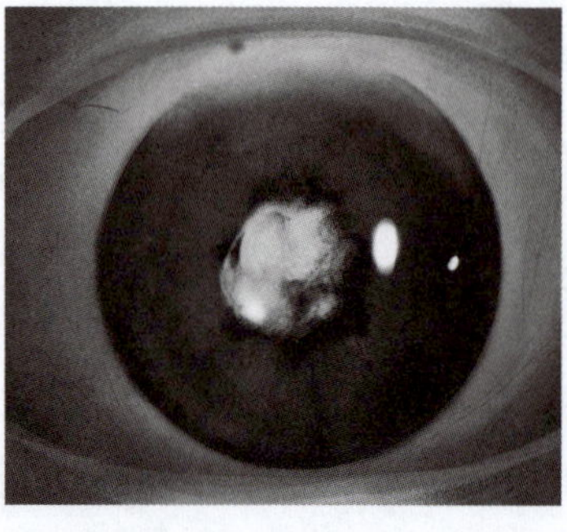

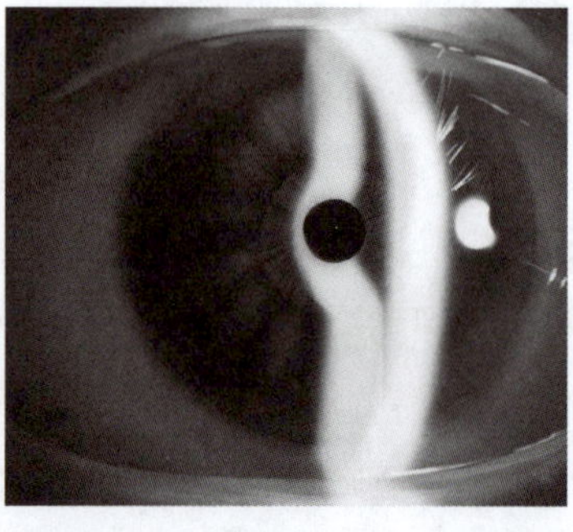

三、糖尿病视网膜病变

（一）概述

我国糖尿病发病率逐年攀升，据统计，目前我国约有 1.4 亿糖尿病患者。随着糖尿病患者数量增多，糖尿病视网膜病变（diabetic retinopathy）的发病率也逐年增高。调查结果显示，患病 15 年以上的 1 型糖尿病和 2 型糖尿病患者发生增殖型糖尿病视网膜病变的概率分别是 25% 和 15.5%。

（二）病因

糖尿病视网膜病变的发生是多因素、多种机制共同作用的结果。糖尿病引起的长期高血糖或血糖波动是糖尿病视网膜病变的核心因素。高血糖会损伤患者的末梢血管，引起血管渗漏、出血、闭塞和微血管瘤的形成。血管闭塞会导致视网膜处于缺血状态，继而产生多种血管因子以代偿。其中，**血管内皮生长因子**（vascular endothelial growth factor，VEGF）可诱导视网膜形成不完整的新生血管，导致视网膜渗漏、水肿、出血，甚至造成视网膜的永久性损伤，导致视力不可逆地下降。

（三）常见表现

糖尿病视网膜病变分为六期，均为双眼发病。

1. Ⅰ期、Ⅱ期和Ⅲ期为非增生期，主要表现为小出血点、微血管瘤和微血管异常。患者通常无明显主观症状，多在体检或住院检查眼底时被发现。

2. Ⅳ期、Ⅴ期和Ⅵ期为增生期，分别形成新生血管、纤维血管膜，以及增殖膜牵拉引起视网膜脱离。进入增生期后，视网膜新生血管易出血，纤维血管膜可能引发视网膜水肿和牵拉性视网膜脱离，导致患者视力显著下降。其中，Ⅴ期和Ⅵ期的视力损伤是不可逆的。

（四）治疗方法

对于Ⅳ期患者，需要进行全视网膜激光光凝治疗，必要时可在玻璃体注射抗 VEGF 药物。Ⅴ期和Ⅵ期的患者需要行玻璃体切除手术治疗。对于糖尿病黄斑水肿患者，则需要定期玻璃体注射抗 VEGF 药物治疗。

玻璃体注射抗 VEGF 药物：是黄斑水肿的首选治疗。抗 VEGF 药物，如贝伐珠单抗、雷珠单抗、阿柏西普等，已进入国家医保目录，医保患者可享受相应的报销待遇。

玻璃体切除手术是一种精细且复杂的眼科显微手术，主要用于治疗与视网膜和玻璃体相关的病变。对于糖尿病视网膜病变患者而言，玻璃体切除手术适应证包括：多次出现玻璃体积血，或玻璃体积血1～2个月不吸收，以及糖尿病视网膜病变Ⅴ期和Ⅵ期的患者。

（五）术前准备

1. 血压和血糖控制 术前必须严格控制血压和血糖，以减少术后感染的风险并促进伤口愈合。

2. 术前检查 术前患者应完善各项检查，如血常规、尿常规、肝功能、肾功能、凝血四项、心电图、胸片等，以确保患者全身状况适合手术。此外，还需在医生指导下进行相关眼科检查，如视力、眼压、视野、光学相干断层扫描（optical coherence tomography，OCT）、眼底荧光造影等，以评估视网膜状况。

3. 停用抗凝药物 在医生指导下，术前1周停用或减量抗凝药物，如阿司匹林、氯吡格雷等。

4. 药物准备 术前3天手术眼应使用抗生素眼药水预防感染。

5. 麻醉评估 根据患者情况及医院条件，手术通常在局部麻醉下进行。但患者术中可能会因为疼痛、眼部异物感等不适而无法坚持，幽闭恐惧症患者无法耐受局部麻醉，可选择全身麻醉。

（六）术后注意事项

1. 预防感染 在医生指导下，按时使用抗生素眼药水预防感染及减轻炎症反应。

2. 控制眼压 糖尿病视网膜病变Ⅴ期和Ⅵ期患者术中可能会使用硅油填充玻璃体腔，以减少术后出血、促使视网膜解剖复位，因此需要定期测量眼压。正常眼压范围是10～21毫米汞柱。若术后填充过硅油的眼睛视力突然下降，并伴有眼睛剧烈胀痛、头痛等症状，可能是硅油引起的眼压升高，需立刻前往眼科急诊治疗。

3. 调整体位 糖尿病视网膜病变术后的体位要求非常重要，直接关系到手术效果和术后恢复。患者应该在医生指导下，采取合适的体位，并维持一定时间。比如术中使用硅油填充玻璃体腔的患者，术后可能需要采取俯卧位（面部朝下），利用硅油的浮力帮助视网膜解剖复位。

4. 术后光凝 对于术前未能完成视网膜光凝治疗的患者，术后 1 ~ 2 周应尽快开始视网膜光凝治疗，以促进恢复并减少并发症。

5. 定期复查 患者术后应定期到医院复查。一般在术后 1 周、1 个月、3 个月进行复查。

6. 取出硅油 根据患者术前情况及复查情况，一般在术后 3 ~ 6 个月取出硅油。

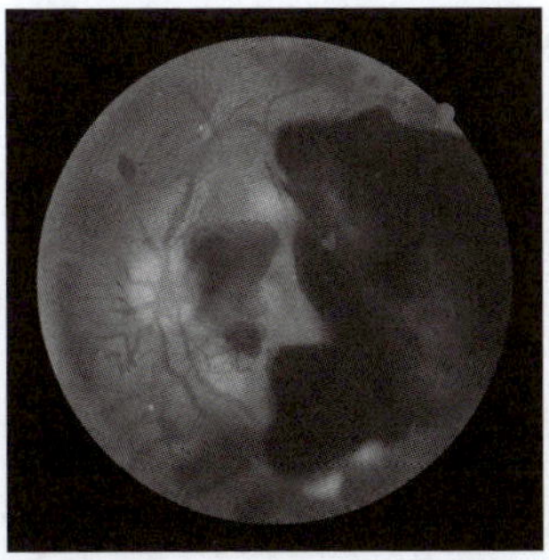

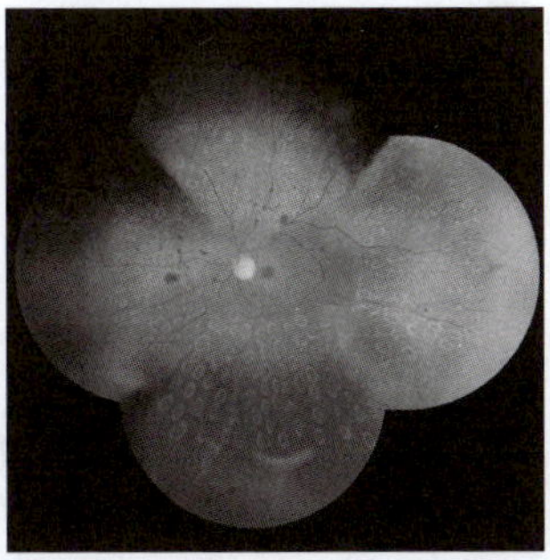

四、视网膜静脉阻塞

（一）概述

视网膜静脉阻塞（retinal vein obstruction，RVO）是由多种原因引起的视网膜静脉血管回流异常的眼底血管病变，分为视网膜中央静脉阻塞和视网膜分支静脉阻塞两种类型。视网膜中央静脉阻塞可累及全部视网膜静脉，90% 的患者发病年龄在 50 岁以上。视网膜分支静脉阻塞仅累及部分视网膜静脉，其发病率高于中央型，且发病年龄多集中在 60 ~ 70 岁。

（二）病因

视网膜静脉阻塞的病因较为复杂，与多种因素有关。其中，糖尿病、高血压、高脂血症、动脉硬化是视网膜静脉阻塞的常见危险因素。

（三）常见表现

1. 视网膜中央静脉阻塞多表现为无痛性视力下降，眼底检查可见以视盘为中心的视网膜出血。

2. 视网膜分支静脉阻塞的症状则因病变是否累及黄斑区而异。若病变累及黄斑区，患者可能出现视力下降或视物模糊；若阻塞位于周边部且未累及黄斑区，则可能仅有部分视野缺损，患者早期多无明显症状，容易被患者忽略。病变区形成无灌注区及新生血管后，视网膜出血会引起视力显著下降。

（四）治疗方法

1. 眼内注射抗 VEGF 药物 对于视网膜静脉阻塞合并黄斑水肿的患者，应定期进行玻璃体注射抗 VEGF 药物。通常需要每月注射一次抗 VEGF 药物以维持治疗效果。目前主流的治疗策略是基础治疗结合按需治疗，基础治疗是每月一次，根据病情连续完成 3～5 次治疗，患者每 1～2 月复查 OCT，如果水肿复发需再给予一次注射。

2. 激光光凝治疗 当视网膜中央静脉阻塞处于慢性期（通常指发病后 6～12 个月）时，视网膜周边部分容易发生缺血并形成无灌注区，此时需进行视网膜光凝治疗。

3. 降压、止血治疗 视网膜分支静脉阻塞发生玻璃体积血时，需要控制血压，并在医生指导下使用止血药物，同时减少抗凝药物用量。

4. 手术治疗 若玻璃体积血反复发生或持续 3 个月仍未吸收且影响视力时，可考虑采取玻璃体切除手术。该手术可以有效清除玻璃体腔积血，从而迅速恢复视力。该病术前准备和术后注意事项可参考“糖尿病视网膜病变”相关内容。

五、孔源性视网膜脱离

（一）概述

视网膜脱离（retinal detachment）是指视网膜神经上皮层与色素上皮层的分离，这种分离会导致视力严重下降。手术是治疗视网膜脱离的有效手段。根据发病机制，视网膜脱离主要分为三种类型：孔源性、牵拉性和渗出性。老年人、白内障术后和高度近视患者是孔源性视网膜脱离的易感人群。本部分将重点介绍孔源性视网膜脱离。

（二）病因及危险因素

孔源性视网膜脱离主要由三个因素共同引起：玻璃体液化、视网膜裂孔和玻璃体视网膜牵拉。其主要危险因素包括：高度近视（度数大于

600 度）、玻璃体后脱离、视网膜变性及裂孔、白内障手术、眼部或头部的撞击伤等。

（三）常见表现

1. 早期表现为眼前漂浮物、闪光感或黑影遮挡感。高度近视和有头部、眼部外伤病史的患者，一旦出现上述症状，需要及时就诊检查。

2. 视网膜脱离的范围进一步增大时，若累及黄斑区，将导致视力显著下降，并伴有视物变形、变色和变小等症状。

（四）治疗方法

1. 激光治疗 对于裂孔伴小范围视网膜脱离的患者，可以考虑激光治疗。但治疗后需要密切随访观察病情，如果脱离范围增大，则需要及时手术。

2. 手术治疗 对于视网膜脱离范围较大，或者激光治疗后未能好转的患者，需要行手术治疗。

（1）巩膜扣带术：适用于青年人、脱离范围中等的患者。该手术创伤小、术后不需要固定体位辅助治疗，且费用相对较低。但不适用于大面积视网膜脱离的患者。

（2）玻璃体切除手术：适用于大面积视网膜脱离、巩膜扣带术后视网膜复位不良以及陈旧性视网膜脱离伴有严重增殖的患者。

该病术前准备和术后注意事项可参考“糖尿病视网膜病变”相关内容。

第二节 耳鼻喉外科常见疾病术前须知

一、慢性化脓性中耳炎

（一）概述

慢性化脓性中耳炎是一种发生在耳朵内部的疾病。耳朵内部包含软骨、黏膜等结构，这些结构均有可能受到感染。患者耳朵里会不时流出脓液，甚至会发生鼓膜穿孔，导致听力下降。若不及时治疗，可能会引发更严重的并发症，如剧烈头痛等。因此，一旦出现耳朵里经常有脓水、耳朵疼痛、听力下降等症状，应及时前往医院就诊。

（二）病因

1. 急性炎症迁延不愈 这是导致慢性化脓性中耳炎最常见的原因。若急性化脓性中耳炎未得到及时、有效的治疗，炎症可能迁延不愈，并逐渐转变为慢性。例如，抗生素使用不当等都可能导致炎症持续存在并发展为慢性化脓性中耳炎。

2. 咽鼓管功能异常 咽鼓管是连接中耳和鼻咽部的管道，其主要功能是维持中耳内的压力平衡并引流中耳内的分泌物。当咽鼓管功能不良时，中耳内的分泌物无法正常排出，从而容易导致感染。

3. 鼻腔及鼻咽部疾病 鼻炎、鼻窦炎等鼻腔及鼻窦疾病，其炎症可能经咽鼓管蔓延至中耳，引起中耳感染。此外，腺样体肥大也可能导致咽鼓管堵塞，从而增加中耳炎的发病风险。

4. 鼓膜穿孔未愈合 鼓膜穿孔后，外界细菌容易进入中耳，引发感染。特别是外伤导致的鼓膜穿孔若未及时修复，更容易导致中耳炎的发生。

5. 机体抵抗力下降 当身体抵抗力差时，细菌、病毒等病原体容易侵袭中耳，导致炎症反复发作。这尤其常见于婴幼儿、合并慢性病、营养不良及贫血等人群，他们的免疫功能可能相对较低，更容易患上慢性化脓性中耳炎。

此外，还有一些其他因素也可能增加该病的发病风险，如过度用力擤鼻涕、长时间乘坐飞机等。这些因素可能直接或间接导致中耳内压力失衡，有利于细菌的侵入和感染的发生。

（三）常见表现

1. 耳部流脓 脓液性质多为黏液性或黏脓性，可能伴有臭味。流脓可以是间歇性或持续性的，特别是在急性感染期，流脓量会增多。

2. 听力下降 患耳可能出现不同程度的传导性或混合性听力损失。听力下降的程度和性质与鼓膜穿孔的大小、位置、是否伴有迷路破坏以及听骨链的完整性有关。

3. 耳鸣　部分患者可能会伴有耳鸣症状，耳鸣通常与内耳功能受损有关。耳鸣声可能为持续性或间歇性的，形式多样，如嗡嗡声、铃声或蝉鸣声等。

4. 鼓膜穿孔　鼓膜松弛部或紧张部后上方可能出现边缘性穿孔。从穿孔处可见鼓室内有灰白色鳞屑状或豆渣样物质。

5. 眩晕　虽然慢性化脓性中耳炎出现眩晕的概率不高，但如果炎症持续刺激并破坏迷路，则可能出现眩晕症状。眩晕程度可能轻重不一，一旦出现眩晕多提示病变较重，应及时就诊。

6. 其他症状　部分患者还可能出现头痛、发热、恶心、呕吐等症状。在急性发作期，这些症状可能会更加明显。

此外，根据病变轻重和危险程度，慢性化脓性中耳炎还可以分为不同的类型，如单纯型（最多见，病变主要局限于鼓室内）、骨疡型和胆脂瘤型（后两者病变较重，可能引发更严重的并发症）。不同类型的慢性化脓性中耳炎在临床表现上也可能有所差异。

（四）治疗方法

慢性化脓性中耳炎的治疗方法主要分为保守治疗和手术治疗两大类，具体方法的选择需根据患者的具体病情和症状表现。

1. 保守治疗

保守治疗通常适用于病情较轻、症状不严重的患者，主要包括药物治疗和理疗。

（1）药物治疗：使用抗生素水溶液或抗生素与类固醇激素类药物混合液，如氯霉素可的松液、氧氟沙星滴耳液等，适用于鼓室黏膜充血、水肿，有脓液或黏脓的情况。

（2）酒精或甘油制剂：如 4% 硼酸酒精、4% 硼酸甘油等，适用于治疗黏膜炎症逐渐消退，脓液极少，中耳黏膜水肿、潮湿的患者。

（3）口服抗生素：在全身症状较重或局部用药效果不佳时，可考虑口服抗生素类药物，如青霉素类、头孢类等。但需注意，抗生素的使用应在医生指导下进行，避免滥用。

（4）理疗：如热敷、超短波、红外线、微波等物理疗法，可促进炎症消退，缓解症状。但理疗效果因人而异，需在医生指导下进行。

2. 手术治疗

手术治疗通常适用于病情较重、症状反复发作或保守治疗无效的患者。手术目的主要是控制感染、清除病灶、改善听力并预防并发症的发生。

（1）乳突根治术：经典的乳突根治手术通过将外耳道、鼓室、鼓窦和乳突腔形成一个大的术腔，清除被破坏的听骨，从而清除病变。但该术式可能严重损害听力，故目前仅适用于骨质破坏范围较大的胆脂瘤型中耳炎、合并感觉神经性耳聋或某些颅内、外并发症者，以及咽鼓管功能无法恢复的患者。

（2）随着耳显微外科、内镜中耳手术以及微创耳外科的开展与普及，**改良乳突根治术**等更为精细的手术方法逐渐成为主流。这些手术方法可以在清除病变的同时，保留或改善听觉功能。

（3）鼓室探查 + 鼓室成形术：该手术包括鼓膜修补、听骨链探查以及听骨链重建。手术目的是清除病灶、改善听力，并减轻中耳反复感染的困扰。

（4）单纯乳突切除术：主要是通过磨开鼓窦及乳突，清除其内部的全部病变组织及气房，从而充分引流中耳内的分泌物等。

在选择治疗方法时，医生会综合考虑患者的年龄、病情严重程度、听力损失程度以及是否有并发症等因素。同时，患者应积极配合医生的治疗建议，按时用药、定期复查，并注意保持良好的生活习惯和饮食习惯，以促进疾病的康复。

（五）术前准备

1. 饮食　需要全身麻醉的患者，术前应禁食、禁水 8 小时，忌辛辣刺激性食物。

2. 调整身体状态　术前 1 日进行布地奈德雾化吸入，调整好血压、血糖，保持充足睡眠。

3. 术前着装　术前一日洗头，吹干头发。穿着应宽松、方便穿脱，避免高领衣物。

4. 皮肤准备　洗净并吹干头发，耳前三横指、耳后四横指范围内皮肤上的毛发需剃除干净。女性患者其余头发应编好并向上翻起。

（六）术后注意事项

1. 切口护理 手术切口可能会有轻微疼痛，但不会太严重。医生会把耳朵包扎好，避免出血或渗液，确保切口包扎压力适宜。疼痛时，可遵医嘱服用镇痛药。

2. 饮食注意 麻药醒后，患者需平卧 6 小时，将口中分泌物吐出，避免吞咽。前 6 小时内禁止饮食，之后可进食软食，第二天开始逐渐恢复正常饮食。

3. 术后观察 注意观察有无眩晕、恶心、呕吐或面部麻木等情况，这些可能是并发症的征兆。头痛时不能随意服用镇痛药，以免掩盖真实病情。人工听骨植入的患者，要避免大幅度活动。

4. 预防摔倒 如果感到眩晕，可以闭眼平卧，头部靠稳，尽量避免摇晃。下床时需有人搀扶，以防因眩晕而摔倒。

二、先天性耳前瘘管

（一）概述

先天性耳前瘘管（congenital preauricular fistula）是一种先天性畸形，主要由胚胎期第一、二鳃弓的小丘样结节融合不良或第一鳃沟封闭不全导致。瘘管口通常位于耳前部位，有时按压会分泌出类似脓液或油脂的物质，可能伴有轻微瘙痒。若患者无症状或未发生感染，通常无需特殊处理。然而，若瘙痒剧烈难以忍受，或有异常分泌物流出，建议考虑手术切除。

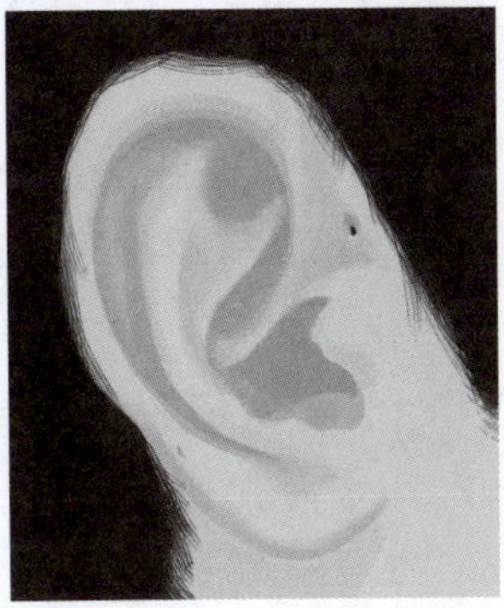

（二）病因

1. 遗传因素 先天性耳前瘘管与遗传因素密切相关，是一种常染色体显性遗传病。家族中有病史者，后代的患病风险会显著增加。遗传咨询和基因检测有助于评估患病风险，以便进行适当的干预和管理。

2. 胚胎发育异常 胚胎期第一、二鳃弓或第一鳃沟的发育异常是先天性耳前瘘管形成的主要原因之一。具体来说，如果鳃弓和咽囊的正常融合过程受到干扰，鳃裂未能完全闭合，就会形成瘘管。此外，营养不良或孕妇暴露于某些有害物质（如致畸物质、某些药物或化学物质）也可能影响胚胎的正常发育，从而增加瘘管发生的风险。

3. 外部环境影响 虽然外部环境对先天性耳前瘘管的发生作用尚不明确，但研究表明，长期暴露于污染环境或接触化学物质可能增加风险。孕妇应保持健康的生活方式，避免暴露于有害物质，并咨询医生关于安全用药和环境暴露的建议。

4. 其他因素 先天性耳前瘘管还可能与其他发育缺陷或综合征相关，如戈尔登哈尔综合征（Goldenhar syndrome）等。这些综合征可能导致耳部结构的发育异常，从而增加瘘管发生的风险。

（三）常见表现

先天性耳前瘘管是一种常见的先天性外耳疾病，主要表现为耳廓前方有一个小孔。其常见表现可以分为感染前和感染后两种情况。

1. 感染前症状

（1）耳前小孔： 在耳轮脚前方的皮肤上，可以观察到一个小孔或凹陷。这个小孔是先天性耳前瘘管的开口，通常无症状，不影响正常生活。

（2）分泌物溢出： 轻轻挤压瘘管口时，可能会有少量白色皮脂样分泌物溢出，分泌物可能带有臭味。这是由于瘘管内部积聚了脱落的上皮及角化物。

（3）局部瘙痒： 瘘管口周围皮肤偶尔会出现瘙痒感，但通常程度较轻，不影响睡眠和日常生活。

2. 感染后症状

（1）红肿疼痛： 当瘘管发生感染时，瘘管口及其周围的皮肤会出现红肿、疼痛等症状。这是由于炎症因子刺激局部组织所致。

（2）流脓： 感染严重时，瘘管口处通常会有黄白色脓液流出，可能带有臭味。这是由于瘘管内部积聚的分泌物被细菌感染后化脓的结果。

（3）皮肤破溃： 若感染未得到及时控制，瘘管口周围的皮肤可能会出现破溃、糜烂等症状。严重时，瘘管内部还可能形成脓肿。

（4）瘢痕形成： 感染反复发作的患者，瘘管口周围皮肤可能会形成瘢痕，影响美观。瘢痕的形成与炎症反复刺激局部组织有关。

（四）治疗方法

先天性耳前瘘管的治疗方法主要包括非手术治疗与手术治疗。

1. 非手术治疗

（1）局部用药：当瘘管出现轻微感染时，先用碘伏进行局部消毒，再涂抹莫匹罗星软膏、红霉素软膏等抗生素类药膏，以控制感染。

（2）口服抗生素：当感染面积扩大或形成脓肿时，可以口服抗生素进行治疗，如阿莫西林、头孢呋辛酯、头孢克肟、左氧氟沙星等。抗生素能抑制细菌生长，减轻炎症反应，防止感染扩散。需在医生指导下进行，确保足疗程、按时用药，避免滥用。

（3）切开引流：若瘘管局部形成脓肿，需要及时切开引流，排出脓液，并定期换药，以减轻局部压力，促进炎症吸收，防止感染扩散。

（4）其他非手术治疗：对于暂时不宜手术的患者，医生可以在瘘管内注入 5% 的碘酒进行治疗。还可以采用具有清热解毒功效的中药材制成药膏外敷于患处，能够起到消肿镇痛的作用。但需注意这些方法对轻微症状有缓解效果，但不能根治疾病。

2. 手术治疗

瘘管切除术：手术切除是根治先天性耳前瘘管的方法。对于反复感染或有分泌物的瘘管，应尽早手术。手术通常在局部麻醉下完成，医生会切开皮肤并移除瘘管。手术目的是清除瘘管组织，防止感染复发。该病术前准备和术后注意事项可参考“慢性化脓性中耳炎”相关内容。

三、鼻中隔偏曲

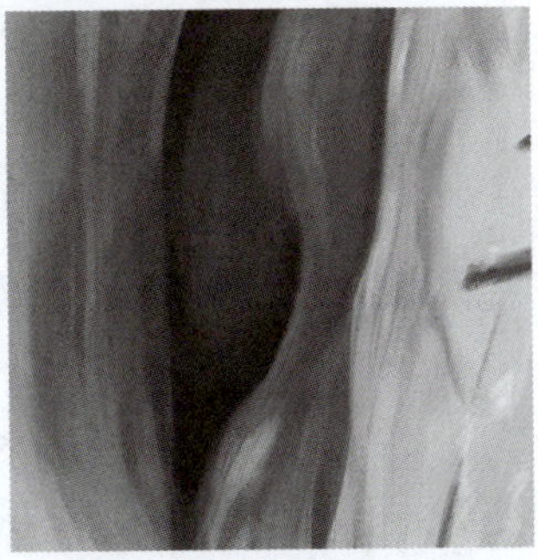

（一）概述

鼻中隔是固有鼻腔的内侧壁，如果其偏离中线，倾向一侧，就称为**鼻中隔偏曲**（nasal septal deviation），这是一种常见的鼻部畸形。这种偏曲可能源于出生时的鼻部结构异常，也可能是后天受伤等因素所致。

（二）病因

鼻中隔偏曲是指鼻中隔向一侧或两侧偏曲，或局部有突起，进而引发鼻腔功能障碍，出现鼻塞、鼻出血、头痛等一系列症状。其病因主要包括以下几点。

1. 先天性因素

（1）发育异常：鼻中隔偏曲最常见的原因是发育异常。鼻中隔是由骨和软骨共同构成，在鼻中隔的生长发育过程中，若骨与软骨发育不均衡，可导致鼻中隔偏向一侧或局部突起形成偏曲。例如，筛骨垂直板与犁骨发育速度不一致，或者鼻中隔软骨与鼻骨生长不协调，就易引发鼻中隔形态的改变。

（2）遗传因素：部分鼻中隔偏曲患者存在家族遗传倾向，某些基因缺陷或遗传特质可能影响鼻中隔的结构与发育稳定性，使其在生长过程中更易出现偏曲变形。

（3）其他因素：婴幼儿时期经常张口呼吸、硬腭拱起以及出生时产道挤压、产钳损伤等因素，也可能导致鼻中隔偏曲。

2. 后天性因素

（1）外伤因素：外伤是引起鼻中隔偏曲的重要原因。鼻部遭受外力撞击，如车祸、摔倒、拳击等，可引起鼻中隔骨折错位，进而导致鼻中隔偏曲。如果未能及时正确复位，愈合后便会形成鼻中隔偏曲。成人鼻外伤同样可能导致鼻中隔偏曲或鼻中隔软骨脱位。如鼻中隔软骨段整体偏斜并偏向一侧，则会形成歪鼻。儿童期鼻部外伤史容易被忽视，因为组成鼻中隔的各个部分尚在发育阶段，所以症状可能不明显。但随着年龄增长，鼻中隔各部分的增长和骨化，可能出现鼻中隔偏曲的症状。

（2）鼻腔肿物挤压：鼻腔内的肿瘤，包括良性和恶性肿瘤，随着肿物逐渐增大，会对鼻中隔产生挤压，使其逐渐偏离正常位置。例如，鼻息肉长期生长，持续对鼻中隔施加压力，就可能导致鼻中隔偏曲。鼻腔中的异物也可能对鼻中隔产生挤压，进而导致鼻中隔偏曲。

（3）营养不良：营养摄入不足或营养摄入不均衡，可能影响鼻中隔的发育和骨化，导致鼻中隔偏曲。

（三）常见表现

1. 鼻塞 鼻塞是鼻中隔偏曲最常见的症状。鼻中隔偏曲导致鼻腔一侧狭窄，影响气流通畅性，患者会感到一侧或双侧持续性鼻塞。鼻塞的严重程度与鼻中隔偏曲的程度、类型及部位有关。例如，C 型偏曲可能引起一侧鼻塞，而 S 型偏曲则可能导致双侧鼻塞。如果患者同时伴有急性鼻炎，鼻塞症状可能会更加严重，且不容易康复。长期鼻塞还可能导致嗅觉功能减退。

2. 鼻出血 鼻中隔偏曲的部位黏膜张力较大且较薄，容易受到气流、尘埃等刺激，导致黏膜干燥、结痂，进而发生糜烂和出血。鼻出血多发生于偏曲的凸面或骨棘、骨嵴处。在日常生活中，使劲擤鼻或挖鼻等不良生活习惯也可能诱发鼻出血。

3. 头痛 鼻中隔偏曲如果压迫到下鼻甲或中鼻甲，可能引起同侧反射性头痛。头痛的严重程度与鼻塞的严重程度有关，鼻塞越重，头痛可能越明显。少数患者可能出现嗅觉减退，影响耳咽管通气功能，还可能出现耳鸣等症状。

4. 邻近器官受累症状 如果鼻中隔偏曲妨碍鼻窦引流功能，可能诱发化脓性鼻窦炎或真菌感染。长期鼻塞可能使患者形成张口呼吸的习惯，容易发生上呼吸道感染等疾病。此外，鼻中隔偏曲还可能影响咽鼓管的通气引流功能，导致耳鸣、耳闷或听力下降。

5. 其他症状 鼻中隔偏曲可能刺激鼻腔腺体，导致鼻分泌物增多，多为黏液性或黏液脓性分泌物。如果继发感染，还可能刺激鼻黏膜，导致鼻黏膜分泌亢进，出现脓性分泌物。部分患者可能出现打鼾症状，尤其是在夜间睡眠时，由于鼻腔通气不畅，打鼾情况可能加重。

（四）治疗方法

对于患者来说，鼻塞症状可能会显著影响鼻腔的通气功能，导致头痛、睡眠困难和张口呼吸等不适症状。为改善这些问题，医生通常会考虑进行手术治疗，常见的方法是鼻内窥镜下鼻中隔矫正手术。

鼻中隔矫正手术是一种微创手术，借助鼻内镜进行操作。在手术过程中，医生会在鼻腔内做微小切口，并使用可吸收线进行缝合，因此术后无需拆线，患者所受损伤较小、恢复速度相对较快。近年来，临床上逐渐推广鼻中隔矫正手术的改良方法：结合等离子消融下鼻甲。这一改进使得术后无需再填塞鼻腔，患者术后疼痛感明显减轻，且不容易出现血肿现象。这一手术选择为鼻腔问题的治疗提供了更加温和有效的方式，有助于改善患者的生活质量。

（五）术前准备

1. 饮食注意 术前1周，患者应忌辛辣刺激性食物。术前需禁食、禁水8小时。

2. 雾化准备 术前1日，对患者进行布地奈德雾化，调整好血压和血糖水平，确保患者睡眠充足。

3. 鼻腔准备 术前1日，进行鼻腔冲洗，注意观察患者鼻腔分泌物的性质和量。剪短鼻毛，男性患者还需剃除胡须。

4. 呼吸练习 指导患者练习张口呼吸，学会正确的擤鼻方法，即用手指按住一侧鼻孔，稍用力向外擤出对侧鼻孔的鼻涕，然后用同样方法擤另一侧。

（六）术后注意事项

1. 填塞物 术区双侧鼻腔填塞高膨胀止血海绵，观察有无活动性出血。可给予冷敷以减少渗血。术后48小时撤除鼻腔填塞物后，患者应避免用力擤鼻和打喷嚏。

2. 镇痛建议 术后疼痛一般较轻，患者可适当遵医嘱使用口服镇痛药。同时，也可以用凉毛巾局部冷敷来缓解疼痛。

3. 饮食建议 术后患者应进温度合适的半流质饮食，避免过度咀嚼，尽量避免打喷嚏、咳嗽等行为，以免纱条移动和脱落。

4. 卧姿建议 全身麻醉手术的患者平卧6小时后可改为半卧位，以减少鼻腔渗血，减轻局部肿胀。

四、慢性鼻窦炎

（一）概述

慢性鼻窦炎（chronic sinusitis）是一种鼻窦黏膜的慢性炎症性疾病。鼻窦是头骨中的空腔，位于鼻腔周围，包括上颌窦、筛窦、额窦和蝶窦。当这些鼻窦中的一个或多个发生炎症时，就可能导致慢性鼻窦炎。

该病的病程通常持续超过 12 周，症状持续存在或反复发作，对患者的生活质量产生严重影响。

慢性鼻窦炎是耳鼻咽喉头颈外科的常见疾病，西方国家的发病率高于中国的发病率。慢性鼻窦炎不仅会导致鼻塞、流涕、头面部胀痛等症状，还可能引发嗅觉减退、注意力不集中、记忆力下降等其他症状。

（二）病因

1. 感染因素 细菌、病毒、真菌等微生物感染是慢性鼻窦炎的主要病因之一。当病原微生物侵入鼻窦黏膜时，会引发炎症反应，导致鼻窦黏膜充血、水肿及分泌物增多。常见的致病菌包括金黄色葡萄球菌、凝固酶阴性葡萄球菌、肺炎链球菌、流感嗜血杆菌等。近年来，真菌感染病例逐渐增多，尤其是在长期使用抗生素或免疫抑制剂的患者中更为常见。

2. 鼻腔结构异常 鼻中隔偏曲、鼻甲肥大、鼻息肉等鼻腔结构异常情况，会导致鼻窦引流不畅，使得分泌物在鼻窦内积聚，进而容易引发炎症。此外，鼻腔解剖变异，如钩突肥大、中鼻甲反向弯曲等，也会影响鼻窦的通气和引流功能，从而增加患慢性鼻窦炎的风险。

3. 过敏反应 过敏反应是慢性鼻窦炎的重要致病因素。当过敏原进入鼻腔后，会刺激鼻腔黏膜产生炎症，导致鼻窦黏膜充血、水肿及分泌物增多。常见的过敏原包括花粉、尘螨、动物皮毛等。过敏性鼻炎患者更容易并发慢性鼻窦炎。

4. 免疫功能异常 免疫功能出现异常时，会导致鼻窦黏膜更容易受到感染，或对感染的炎症反应过于强烈，且难以恢复。某些全身性疾病，如贫血、糖尿病、风湿病等，也可能导致机体抵抗力下降，从而增加患慢性鼻窦炎的风险。

5. 环境因素 空气污染、化学物质刺激、气候变化等环境因素也可能与慢性鼻窦炎的发生有关。长期处于不良环境中的人群，如工厂工人、矿工等，其慢性鼻窦炎的发病率可能较高。

6. 遗传因素 慢性鼻窦炎可能与遗传因素有关。某些基因的突变可能增加患病风险，但具体机制尚未明确。

7. 其他因素 牙源性感染、胃食管反流、鼻窦外伤等也可能导致慢性鼻窦炎的发生。

（三）常见表现

慢性鼻窦炎的症状多种多样，但最为常见的是鼻塞、流涕和头面部胀痛。

1. 鼻塞 鼻塞是慢性鼻窦炎最常见的症状之一。鼻窦黏膜肿胀、分泌物增多，导致鼻腔通气不畅。患者常感觉鼻腔被堵塞，呼吸不畅。

2. 流涕 流涕也是慢性鼻窦炎的常见症状。鼻涕多为脓性或黏脓性，颜色呈黄色或黄绿色，量多少不定。有时鼻涕可倒流入咽部，引起咳嗽、恶心等症状。

3. 头面部胀痛 头面部胀痛是慢性鼻窦炎的次要症状之一。患者常感到头面部像被戴上了一顶沉重的帽子，胀痛难忍；头痛常表现为局部钝痛及闷胀感，且多为白天重、夜间轻。

4. 嗅觉减退 由于鼻腔通气不畅，嗅觉功能受到影响，患者常感到嗅觉减退或丧失。这对患者的生活质量产生了严重影响。

5. 其他症状 部分患者还可能伴有乏力、咳嗽、记忆力下降、注意力不集中等全身症状。长期鼻塞还可能导致患者张口呼吸，影响口腔和颌面部的发育。

（四）治疗方法

慢性鼻窦炎的治疗方法主要包括药物治疗和手术治疗两种。

1. 药物治疗

药物治疗是目前最常用的治疗方法之一。常用药物包括抗生素、鼻用糖皮质激素、黏液促排剂等。对于合并过敏因素的患者，还需要配合使用抗过敏药物。

2. 手术治疗 手术治疗的指征包括：药物治疗无效或病情反复发作；患者存在明确的解剖变异因素，如鼻中隔偏曲或鼻息肉等；鼻腔内存在影响鼻窦通气的其他合并疾病。常见的手术方式包括鼻内镜下鼻窦手术等。通过手术可以清除鼻窦内的病变组织，改善鼻腔的通气和引流功能，从而达到治疗的目的。

（五）术前准备

1. 完善检查 术前需要进行全面的身体检查，包括血常规、凝血功能、生化、感染标志物等血液学检查，以及胸片、心电图、鼻窦 CT 等影像学检查。这些检查有助于评估患者的身体状况和手术风险。

2. 鼻腔准备 术前需要应用生理海盐水冲洗鼻腔，以清洁鼻腔内的分泌物和细菌。同时，还需要喷用鼻用糖皮质激素等药物，以减轻鼻腔黏膜的炎症反应和充血情况。

（六）术后注意事项

除了一般术后注意事项，慢性鼻窦炎患者在术后一段时间内，应尽量避免接触感冒患者，保持室内空气清新，有助于身体康复。

五、声带息肉

（一）概述

声带息肉（polyp of vocal cord）是声带固有层浅层的一种良性增生性病变，也是慢性喉炎的一种特殊类型。它多发生在声带的一侧或两侧边缘，尤其是声带游离缘中 1/3 处，单侧发病更为常见，息肉可能带蒂或不带蒂。声带息肉的形成与多种因素密切相关，包括过度用嗓、发声不当、吸烟、上呼吸道感染以及内分泌紊乱等。其主要症状为声音嘶哑，严重时甚至可能引发失声，给患者的正常生活和工作带来极大影响。

（二）常见病因

1. 过度用嗓 这是导致声带息肉形成的主要原因之一。职业用嗓者，如教师、歌唱家、主持人等，因长时间、高强度地使用声带，导致声带黏膜长期处于充血、水肿状态，久而久之，局部组织增生，容易形成声带息肉。

2. 发声不当 错误的发声方式会对声带造成极大损伤。例如，大声喊叫、长时间用假声说话或唱歌时过度使用高音等，都会使声带承受不均匀的压力，局部受力过大，容易造成声带黏膜损伤，进而引发炎症反应。受损的声带黏膜在反复不良刺激下，逐渐发展为声带息肉。

3. 不良生活习惯 长期吸烟、酗酒等不良生活习惯对声带健康危害极大。烟草中的尼古丁、焦油等有害物质以及酒精都会刺激喉部黏膜，降低黏膜的防御力，容易引发喉部炎症，进而促进声带息肉的形成。

4. 上呼吸道感染 当人体患上感冒、流行性感冒等上呼吸道感染疾病时，喉部黏膜也会受到炎症影响。声带处于炎症环境中，变得更加脆弱、敏感，发声时更容易受损，从而增加声带息肉的发病风险。

5. 内分泌紊乱 内分泌失调也可能影响喉部组织。女性在生理期、妊娠期或更年期，体内激素水平波动较大，喉部黏膜可能出现充血、水肿等变化，声带的正常功能也会受到一定影响，进而增加声带息肉的发病风险。

（三）常见表现

声带息肉主要表现为声音嘶哑，其具体表现因息肉的大小、位置以及患者的个体差异而有所不同。

1. 声音嘶哑 这是声带息肉最常见的症状。声音嘶哑的程度因息肉的大小和部位而异，轻者仅有轻微声音改变，重者声音嘶哑明显甚至发声困难。

2. 发声困难 患者可能会感到发声费力，需要用力才能发出声音。这是声带息肉导致了声带闭合不全或声带振动受阻。

3. 喉部不适 患者可能会感到喉部有异物感、干燥、疼痛或瘙痒等不适。这些症状可能是息肉刺激喉部黏膜或影响喉部正常生理功能引起的。

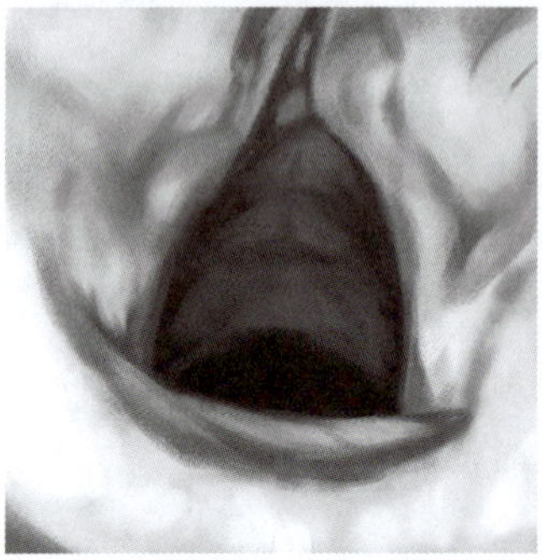

4. 咳嗽 声带息肉可能会刺激喉部，导致患者出现咳嗽症状。咳嗽可能是干咳或有痰，具体表现因个体差异而异。

5. 呼吸困难 在声带息肉较大时，可能会阻塞喉部，导致呼吸困难。这是声带息肉较为严重的并发症之一，需要引起高度重视。

（四）治疗方法

针对声带息肉的治疗方法主要包括保守治疗、手术治疗以及嗓音训练等。具体选择哪种治疗方法，需要根据息肉的大小、位置以及患者的具体情况来决定。

1. 保守治疗 对于早期形成的息肉或较小的息肉，通常采用保守治疗。保守治疗主要包括言语训练、药物辅助、禁烟、禁酒以及保持清淡饮食等。言语训练可以帮助患者改善发声方式，减少声带损伤。药物辅助治疗可以使用糖皮质激素、抗生素以及中成药等，以减轻声带水肿、控制炎症并促进息肉消退。禁烟、禁酒和保持清淡饮食有助于减少喉部刺激，促进声带恢复。

2. 手术治疗 对于较大或保守治疗无效的息肉，通常需要采取手术治疗。手术通常在全身麻醉下进行，通过显微喉镜进行微创切除。显微喉镜手术具有创伤小、恢复快、并发症少等优点，是目前治疗声带息肉的首选方法。

3. 嗓音训练 嗓音训练是声带息肉治疗的重要组成部分。通过专业的嗓音训练，可以帮助患者改善发声方式，提高声带的使用效率，减少声带损伤，预防息肉复发。

（五）术前准备

1. 完善检查 术前需要进行全面的身体检查，包括血常规、凝血功能、生化等血液学检查，以及胸片、心电图、喉镜等检查。这些检查有助于评估患者的身体状况和手术风险。

2. 禁烟 禁烟有助于减少手术部位出现疼痛、肿胀等症状，并降低术后感染的风险。

3. 呼吸训练 术前可以进行呼吸训练，以减少手术过程中因声带充血、肿胀而导致的呼吸困难等症状。

（六）术后注意事项

1. 禁声休息 术后需要禁声一段时间，具体时间根据手术情况而定。在禁声期间，患者应避免说话、唱歌、大声喊叫等，以免影响声带的恢复。

2. 饮食调整 术后应注意饮食调整，避免食用辛辣、刺激性食物，如辣椒、花椒、大蒜等，以免刺激声带。饮食宜清淡、易消化且富含营养，如米粥、鸡蛋羹等食物。

3. 口腔清洁 术后应注意口腔清洁，饭后及时漱口，清理口腔内的食物残渣，以免引起感染。

4. 避免剧烈运动 术后应避免剧烈运动，如跑步、跳绳等，以免影响声带的恢复。可以适当进行散步等轻度活动。

5. 定期复查 术后应定期复查，以便医生了解声带的恢复情况，并根据恢复情况调整治疗方案。

6. 嗓音训练 术后恢复一段时间后，可以在专业指导下进行嗓音训练，以改善发声方式，提高声带的使用效率，预防息肉复发。

7. 避免不良生活习惯 术后应避免长期吸烟、酗酒等不良生活习惯，以减少对声带的刺激和损伤。

六、喉部良性肿瘤

（一）概述

喉部良性肿瘤是指发生在喉部组织内的良性新生物。它们通常生长缓慢，不向周围组织浸润及转移，对生命威胁相对较小。然而，喉部良性肿瘤仍会对患者的发声、呼吸等生理功能产生影响，严重时甚至可能危及生命。喉部良性肿瘤种类繁多，包括乳头状瘤、血管瘤、纤维瘤、软骨瘤、黏液瘤和神经纤维瘤等，其中乳头状瘤最为常见。这些肿瘤多起源于上皮或结缔组织，由分化良好的细胞组成，除非发生恶变，否则通常不会向周围组织浸润及转移。这类肿瘤大都生长缓慢且症状隐匿，但不完全切除可能导致复发。

（二）病因

1. 病毒感染 人乳头状瘤病毒（human papilloma virus，HPV）感染与喉部乳头状瘤的发生密切相关。HPV 是一种 DNA 病毒，广泛存在于自然界中，可通过皮肤黏膜接触传播。HPV 感染后，病毒 DNA 可整合到宿主细胞基因组中，导致细胞异常增殖，最终形成肿瘤。

2. 长期慢性刺激 喉部长期受到慢性刺激，如长期吸烟、饮酒、过度用嗓、长期接触有害气体或粉尘等，可能导致喉部黏膜受损。这些刺激因素使喉部黏膜长期处于充血、水肿状态，引起细胞增殖异常，从而增加患喉部肿瘤的风险。

3. 遗传因素 某些喉部良性肿瘤具有家族遗传性，如家族性咽角化症、喉乳头状瘤等，表明遗传因素在喉部良性肿瘤的发生中可能起到一定作用。

4. 内分泌因素 喉部某些良性肿瘤与内分泌因素有关，如甲状腺腺瘤、腮腺混合瘤等。这些肿瘤的发生可能与体内激素水平的变化有关。

5. 环境因素 长期生活在空气污染、化学物质污染等环境中的人群，可能增加喉部良性肿瘤的发病风险。这些有害物质可刺激喉部黏膜，导致细胞异常增殖。

6. 饮食因素 长期食用辛辣、刺激性食物，或缺乏某些维生素、微量元素等，可能影响喉部黏膜的正常代谢，从而增加肿瘤的发病风险。

（三）常见表现

喉部良性肿瘤的症状因肿瘤所在位置及瘤体大小而异。

1. 声音嘶哑 当肿瘤位于声带附近时，可压迫声带导致声带振动异常，从而引发声音嘶哑。患者可能经历持续性或间歇性的嗓音改变。

2. 吞咽困难 当肿瘤逐渐增大并压迫食管入口时，会使食物通过受阻，进而出现吞咽困难。随着肿瘤的发展，吞咽困难症状可能逐渐加重，并导致体重下降。

3. 呼吸急促 良性肿瘤若影响到气道通畅，会导致呼吸不畅，从而引起呼吸急促。呼吸急促常伴有喘息声，尤其是在活动后或夜间更为明显。

4. 喉部异物感 患者可能会感到喉部有异物感，仿佛有东西卡在喉咙里。这种感觉可能是由于肿瘤压迫或刺激喉部黏膜所致。

（四）治疗方法

喉部良性肿瘤的治疗方法主要包括保守治疗、手术治疗以及激光治疗等。具体选择哪种治疗方法，需要根据肿瘤的类型、大小、位置以及患者的具体情况来决定。

1. 保守治疗 对于体积较小、症状较轻的喉部良性肿瘤，可以采取保守治疗。保守治疗主要包括观察、药物治疗以及嗓音训练等。药物治疗使用抗炎、抗感染药物来减轻喉部黏膜的炎症反应；嗓音训练则有助于改善发声方式，减少对喉部黏膜的刺激。

2. 手术治疗 对于体积较大、症状较重的喉部良性肿瘤，通常需要采取手术治疗。手术可以在全身麻醉或局部麻醉下进行，根据肿瘤的位置和大小选择合适的手术方式。常见的手术方式包括喉镜下切除、喉裂开切除等。手术切除有助于去除肿瘤，恢复喉部功能。

3. 激光治疗 激光治疗具有创伤小、恢复快、并发症少等优点。通过激光的高温作用，可以精确切除肿瘤组织，同时减少对周围正常组织的损伤。

（五）术前准备

1. 完善检查 术前需要进行全面的身体检查，包括血常规、凝血功能、生化等血液学检查，以及胸片、心电图、喉镜等检查。这些检查有助于评估患者的身体状况和手术风险。

2. 术前准备药物 根据患者的具体情况，医生可能会开具一些术前准备药物，如镇静剂、抗生素等。患者应遵医嘱按时服药。

（六）术后注意事项

1. 禁声休息 术后需要禁声一段时间，具体时间根据手术情况而定。在禁声期间，患者应避免说话、唱歌等行为，以免影响喉部伤口的愈合。

2. 饮食调整 术后应注意调整饮食，避免食用辛辣、刺激性食物，如辣椒、花椒、大蒜等。饮食宜清淡、易消化且富含营养，如米粥、鸡蛋羹等流质或半流质食物。随着伤口逐渐愈合，可以逐步过渡到正常饮食。

3. 口腔清洁 术后应注意口腔清洁，保持口腔卫生。饭后漱口，及时清理口腔内的食物残渣和分泌物，以免引起感染。

4. 观察伤口情况 患者应密切观察喉部伤口的愈合情况，如有红肿、渗液等异常症状，应及时就医处理。

5. 避免剧烈运动 术后应避免剧烈运动，以免影响喉部伤口的愈合。患者可以适当进行散步等轻度活动，但应避免过度劳累。

6. 定期复查 术后应定期复查，以便医生了解喉部伤口的愈合情况和肿瘤是否有复发迹象。

7. 嗓音训练 术后恢复一段时间后，患者可以进行专业的嗓音训练，以改善发声方式，减少对喉部黏膜的刺激和损伤。

七、喉癌

（一）概述

喉癌（喉部恶性肿瘤）是一种起源于喉部黏膜上皮组织的恶性肿

瘤。喉部作为呼吸和发声的关键器官，其恶性肿瘤的发生严重威胁患者的生命质量和生存期。喉癌（laryngocarcinoma）在头颈部恶性肿瘤中占一定比例，发病率因国家和地区而异，但总体而言，中老年男性是喉癌的高发人群。喉癌的病理类型多样，以鳞状细胞癌最为常见。喉癌的预后取决于多种因素，包括肿瘤分期、病理类型、治疗方法以及患者的身体状况等。早期发现、早期诊断和早期治疗是提高喉癌治愈率的关键。我国东北地区的喉癌发病率相对较高。绝大多数的喉癌患者都有长期的吸烟史和饮酒史。

（二）常见病因

1. 吸烟　吸烟是喉癌发生的主要危险因素。烟草中含有的有害物质，如苯并芘等，会损伤喉部黏膜，引发细胞异常增殖，最终导致癌变。长期大量吸烟者患喉癌的风险会显著增加。

2. 饮酒　饮酒与喉癌的发生也有密切关系。酒精对喉部黏膜具有刺激作用，长期大量饮酒可损伤喉部组织，增加癌变风险。此外，吸烟与饮酒的联合作用可显著增加喉癌的患病率。

3. 环境污染　空气污染、工业粉尘、有害气体等环境因素可能会增加喉癌的发病风险。这些环境因素长期刺激喉部黏膜，可能导致细胞异常增殖，最终形成肿瘤。

4. 病毒感染　某些病毒感染与喉癌的发生有关。例如，人乳头状瘤病毒感染可导致喉部乳头状瘤，而喉部乳头状瘤是喉癌的癌前病变之一。

5. 职业因素　某些职业人群，如长期接触石棉、二氧化硫、铬、砷等有害物质的工人，其喉癌的发病率可能较高。这些有害物质长期刺激喉部黏膜，可能引发癌变。

6. 遗传因素　喉癌的发生也可能与遗传因素有关。有喉癌家族史的人群发病风险可能较高。

7. 营养不良　营养不良，特别是缺乏某些维生素或微量元素，可能影响喉部黏膜的正常代谢和修复功能，从而增加癌变的风险。

（三）常见表现

喉癌的临床表现因肿瘤的部位、大小、病理类型以及患者的身体状况而异。

1. 声音嘶哑 声音嘶哑是喉癌最常见的早期症状之一。肿瘤侵犯声带或影响声带运动，会使患者发声困难或声音改变，声音嘶哑可能逐渐加重，甚至发展为失声。

2. 咽喉部不适和异物感 喉癌患者常感到咽喉部不适，有异物感或紧迫感。这种感觉可能持续存在，且难以缓解。

3. 吞咽困难 随着肿瘤增大，可能压迫或侵犯食管入口，导致吞咽困难。吞咽困难可能逐渐加重，严重时无法进食。

4. 咳嗽和咯血 喉癌患者可能出现持续的咳嗽，有时伴有咯血。咯血可能是肿瘤损伤喉部血管所致。

5. 呼吸困难 当肿瘤增大到一定程度时，可能阻塞气道，导致呼吸困难。呼吸困难可能逐渐加重，严重时甚至导致窒息。

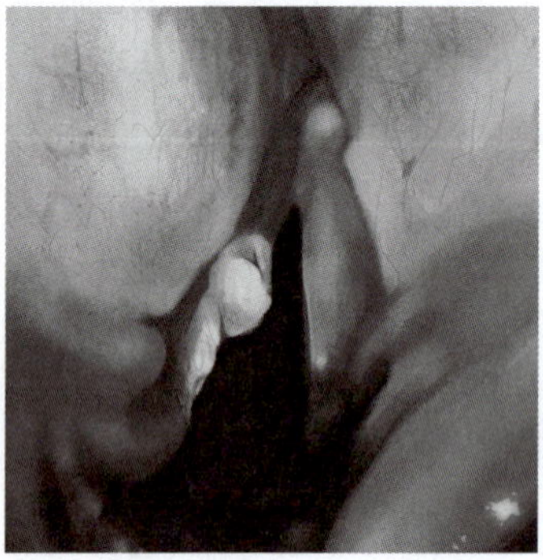

6. 颈部肿块 喉癌患者可能在颈部触及肿块。这些肿块通常是肿大的淋巴结，由肿瘤侵犯淋巴组织引起。颈部肿块可能逐渐增大且难以推动。

7. 体重下降和乏力 由于代谢率增高、食欲减退等因素，喉癌患者可能出现体重下降、乏力等症状。

（四）治疗方法

喉癌的治疗方法包括手术、放射治疗、化学治疗以及综合治疗等。具体选择哪种治疗方法，需要根据肿瘤的部位、大小、病理类型、分期以及患者的身体状况等因素综合考虑。

1. 手术治疗 手术治疗是喉癌的主要治疗方法之一。根据肿瘤的部位和大小，可以选择喉部分切除术、喉全切除术等手术方式。手术旨在尽量彻底切除肿瘤，并尽可能保留喉部的生理功能。

2. 放射治疗 对于早期喉癌患者，放射治疗可作为首选治疗方案。对于晚期喉癌患者，放射治疗可作为辅助治疗手段，提高手术效果或缓解症状。

3. 化学治疗 对于晚期喉癌患者，化学治疗可以作为综合治疗的一部分，以增强手术或放射治疗的效果。化疗药物的选择和剂量需要根据患者的身体状况和肿瘤特点确定。

4. 综合治疗 综合治疗是指将手术、放射治疗、化学治疗等多种治疗方法结合起来，以达到最佳的治疗效果。对于晚期喉癌患者，综合治疗可以提高其生存率和生活质量。

（五）术前准备

1. 症状评估

呼吸困难和低氧症状：医生会评估患者是否存在吸气性呼吸困难及其程度，有无喉喘鸣、吸气性软组织凹陷、面色苍白、发绀等低氧血症表现。

吞咽困难：医生会评估患者有无吞咽困难及其程度。

声嘶：医生会评估患者的音质和音量。

2. 呼吸道护理 注意观察呼吸情况；避免剧烈运动；防止上呼吸道感染；有呼吸困难者，应卧床休息，减少活动，以降低机体耗氧量及减轻心脏负担；必要时床旁备气管切开包。

3. 饮食 “术前高蛋白、高热量、高维生素、易消化的清淡饮食有助于增强体质，提高术后组织修复的速度。有吞咽困难者，医生会给予留置胃管或静脉营养治疗。”

4. 备皮 刮除胡须，理发至耳后约四指位置，剃除该区域内毛发，避免刮伤皮肤。

5. 交叉配血 检查血型，并进行交叉配血，以备术中可能需要输血。

6. 物品准备 准备所需的物品，包括大镜子、纸巾、书写用笔和纸等。

7. 相关操作练习 术前准备好小镜子、纸巾等物品，以便自行更换气管内套管以及清理气管造口外部痰液和分泌物的操作，并进行练习。

（六）术后注意事项

1. 术后留置管具 对于喉切除术后患者，需留意负压颈部引流管、鼻饲管及气管套管的情况。每日观察引流量、伤口出血情况、痰液及唾液性状、伤口引流液的性状及量、伤口敷料渗血情况、胃管引出液的性状及量，注意伤口周围是否有肿胀并可触及包块。若发现活动性出血，应及时告知医生进行处理。颈部引流管量少于10毫升时可考虑拔除。

2. 疼痛评估 配合医生评估疼痛的部位、程度，按医嘱使用镇痛药或镇痛泵。术后采取头高位，减少颈部牵拉，起床时保护颈部。避免剧烈咳嗽引起切口疼痛。避免头颈部过伸、悬空及头部过度活动，以免影响伤口愈合。术后应尽早下床活动，以促进肠蠕动，增进食欲，促进咳嗽排痰，预防皮肤长期受压所致的压力性损伤。

3. 伤口 观察有无神经损伤症状，如伸舌歪斜、舌麻木、味觉异常、进食呛咳，有无咽喉黏膜损伤及牙齿有无松脱等。监测体温并观察伤口周围有无红肿和分泌物渗出，注意伤口有无腐臭味，进食后观察是否有食物从伤口周围外渗。伤口引流管引出大量淡黄色液或乳白色液体时，应警惕乳糜瘘的发生。

4. 胃管和鼻饲 术后留置胃管，进行12～24小时胃肠减压，停止胃肠减压后开始鼻饲饮食，鼻饲饮食一般持续10～15天。少食多餐并在营养师指导下摄入足够热量，合理搭配淀粉、蛋白质、维生素等营养素。医生会适当给予胃黏膜保护剂、胃酸抑制剂以缓解不适，如果出现严重的恶心呕吐，医生会使用止吐药缓解症状。手术15天后行吞咽功能训练并尝试经口进食，进食顺利后拔除胃管，给予高热量、易消化的半流质饮食或软食，避免粗糙、刺激性食物。

5. 呼吸方式适应 患者术后需适应新的呼吸方式，气体不从鼻腔进出，而从颈部气管造瘘口进出，不可遮盖或堵塞颈部造瘘口，观察呼吸节律和频率，监测血氧饱和度。定时雾化吸痰，防止气道干燥痰液结痂阻塞气道。每日消毒气管套管。做好口腔护理，术后勿将痰液、分泌物等咽下，以免牵拉或污染咽喉部伤口，引起伤口出血、感染而形成咽瘘。

6. 发声康复方法 喉全切术后有不同方法可以帮助患者进行发声康复。

食管发声：这是最为经济、简便的方法。基本原理：经过训练后，患者把吞咽进入食管的空气从食管冲出，产生声音，再经咽腔和口腔动作调节，构成语言。缺点是发声断续，不能讲长句子。

电子喉发声：是喉全切除患者常用的交流方式。讲话时将电子喉置于患者颈部，利用音频振荡器产生声音，但声音欠自然。

八、慢性扁桃体炎

（一）概述

慢性扁桃体炎（chronic tonsillitis）是一种常见的咽部炎症性疾病，多由急性扁桃体炎反复发作转为慢性，或因扁桃体隐窝引流不畅，导致窝内细菌、病毒滋生感染而演变为慢性炎症。此病多发生于学龄儿童及年轻人，是临床上常见的疾病之一。虽然其本身症状可能并不严重，但长期反复发作不仅会影响患者的生活质量，还可能引发一系列并发症，如喉炎、气管炎、支气管炎等，甚至可能成为人体的感染病灶，诱发风湿热、心脏病、肾炎等全身性疾病。因此，对于慢性扁桃体炎，应做到早诊断、早治疗。

（二）常见病因

1. 急性扁桃体炎反复发作 这是慢性扁桃体炎最常见的病因。当急性扁桃体炎未得到彻底治疗或反复发作时，炎症会长期刺激扁桃体组织，导致慢性炎症的形成。

2. 扁桃体隐窝引流不畅 扁桃体隐窝是扁桃体表面的凹陷处，容易积存食物残渣、细菌、病毒等。当隐窝引流不畅时，这些病原体就会在隐窝内滋生感染，引发慢性炎症。

3. 病原体感染 常见的病原体有链球菌、葡萄球菌、流行性感冒病毒、腺病毒等。这些病原体会侵入咽喉部位，引起扁桃体组织炎症和肿胀。

4. 免疫系统问题 免疫功能低下、过敏性疾病等也可能引发慢性扁桃体炎。免疫系统无法有效清除侵入咽喉的病原体，导致炎症反复发作。

5. 不良生活方式 长期吸烟、饮酒过多、不良饮食习惯等也可能导致慢性扁桃体炎的发生。这些不良生活方式会损害咽喉黏膜，降低黏膜的抵抗力，使其更容易受到病原体的侵袭。

6. 环境因素 在空气质量差、污染严重的环境中生活也可能增加慢性扁桃体炎的发病风险。这些环境因素会刺激咽喉黏膜，导致黏膜充血、水肿，为病原体的侵入提供机会。

（三）常见表现

1. 咽部不适 患者常感到咽部干燥、有堵塞感，分泌物黏稠且不易咳出。这些症状可能持续存在或反复发作，影响患者的日常生活和工作。

2. 反复发作的咽痛 慢性扁桃体炎患者常有反复发作的咽痛，尤其在机体抵抗力下降时，如感冒、受凉、劳累、睡眠欠佳或烟酒刺激后，咽痛可能加剧，并伴有吞咽困难。

3. 发热 由于细菌或病毒感染，患者可能出现体温升高。幼儿患者可能会因此出现抽搐、呕吐、昏睡、食欲减退、便秘及全身酸痛等健康问题。

4. 扁桃体肿大 慢性扁桃体炎患者的扁桃体可能呈现不同程度的肿大。在儿童和青少年中，扁桃体多因增生而肥大；在成人中，扁桃体表面可见瘢痕和凹凸不平。

5. 口臭 若扁桃体隐窝内潴留干酪样腐败物或有厌氧菌感染，则可出现口臭。这是由于细菌及分泌物积存于扁桃体窝内，经发酵后产生的臭味。

6. 其他局部症状 如扁桃体过度肥大，患者可能出现呼吸、吞咽或语言共鸣障碍。此外，患者还可能感到咽干、发痒、异物感以及出现刺激性咳嗽等症状。

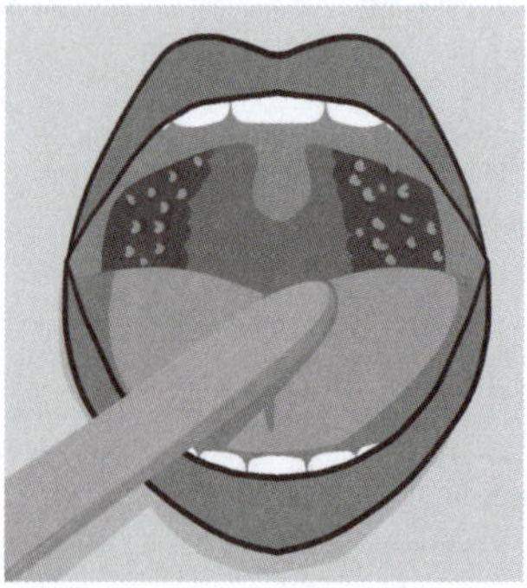

7. 并发症症状 慢性扁桃体炎可能蔓延至邻近器官，引起喉炎、气管炎、支气管炎等。此外，它还可能成为人体的感染病灶，引起肾炎、关节炎、心内膜炎等全身性疾病。这些并发症可能带来严重的健康威胁，如风湿性关节炎、风湿热、心脏病、肾炎等。

（四）治疗方法

慢性扁桃体炎的治疗方法包括保守疗法和手术治疗。具体选择哪种治疗方法，需要根据患者的具体情况来决定。

1. 保守疗法

（1）药物治疗：非急性发作时，避免滥用消炎药。合并感染时，可根据医嘱使用抗生素。同时，可长期服用维生素 C，增强体质和抗病能力。体质虚弱、常易发作者，应在医生指导下使用提高机体免疫力的制剂。

（2）局部用药：可用抗菌漱口水清洁口腔，减少口腔内的细菌感染。

（3）免疫疗法：通过增强患者免疫力来对抗疾病。医生可能会推荐一些特定的免疫疗法，如使用免疫增强药物来提高患者的免疫力。

（4）理疗和隐窝冲洗：这些方法有助于清除扁桃体内部的细菌和分泌物，从而减轻炎症。隐窝冲洗可有效促进病灶处积脓的排出，从而缓解症状。

2. 手术治疗

对于扁桃体过度肥大，妨碍呼吸、吞咽者；反复急性发作，每年 4～5 次以上，有扁桃体周围脓肿病史者；长期低热，全身检查除扁桃体炎外无其他病变者；因扁桃体炎导致的肾炎、风湿等病者，应考虑手术治疗。扁桃体切除术可以根治本病，常在非手术治疗无效时进行。

（五）术前准备

1. 完善检查　需要完善相关检查，如血常规、尿常规、肝功能、肾功能、血糖、凝血功能、心电图、胸片等。由于涉及手术，要查看患者目前有没有感染性病变。如果术前发现感染性病变，尤其是中性粒细胞、白细胞过高时，应先控制感染，再进行手术。

2. 检查是否有气道疾病　由于手术涉及上气道，如患者存在支气管炎、肺部感染等情况，应暂缓手术。

3. 检查凝血功能　手术过程中可能出现出血情况，如果患者有凝血功能障碍，包括凝血因子缺乏、血小板减少等，则不建议手术，应去血液科进一步就诊。

4. 心脏彩超　儿童患者较多出现隐匿性心脏疾病，因此在术前建议做心脏彩超，以评价心脏功能。

（六）术后注意事项

1. 口腔护理　本手术为经口微创手术，无手术切口，无引流，术后无需禁声。两周内应进食冷流食，以避免术区损伤和感染。可使用氯己定漱口水每日漱口，术后24小时开始漱口。注意保持口腔清洁，漱口时冲洗力度不可过大，以免损伤创面。术后扁桃体窝会形成一层具有保护作用的白膜，勿用力擦拭，以免出血。口腔内分泌物带有少量血丝属正常现象，无须担心。

2. 疼痛护理 微创术后疼痛轻微，可评估疼痛程度并采取分散注意力的方法缓解疼痛。可行两侧颌下部冰敷，避免剧烈咳嗽，必要时可给予镇静剂减轻疼痛。术后患者应适当减少说话，避免过度用嗓。

3. 术后观察 术后保持呼吸道通畅。全身麻醉术后患者未完全清醒时取平卧位，头偏向一侧，及时吐出口腔内的唾液、血液，防止误吸或窒息。观察出血情况，嘱患者少说话，尽量避免咳嗽，将口内分泌物及时吐出，不要咽下。一般在唾液中混有少量血丝为正常现象，如持续口吐鲜血则提示有活动性出血，应立即检查手术部位并采取止血措施。注意出血量及颜色，如有异常应立即告诉医生及时处理。可冰袋冷敷两侧颌下部，减少出血，减轻疼痛。

4. 饮食指导 全身麻醉清醒后进食冷流质饮食。术后1～3天进食流质饮食，4～6天进食半流质饮食，7～14天进食软食，两周后方可正常饮食。避免辛辣刺激、带渣、生硬、过热食物。

九、阻塞性睡眠呼吸暂停低通气综合征

（一）概述

阻塞性睡眠呼吸暂停低通气综合征（obstructive sleep apnea hypopnea syndrome，OSAHS）是一种常见的睡眠障碍，它是指在睡眠过程中，上气道反复塌陷和堵塞，导致呼吸暂停和低通气。这种疾病不仅影响患者的睡眠质量，还可能引发一系列严重的并发症，如高血压、心脏病、脑卒中和糖尿病等。OSAHS的发病率在全球范围内都相对较高，且我国大部分患者尚未得到诊断和治疗。

（二）病因

1. 解剖结构异常 咽喉部狭窄或结构异常是OSAHS的常见原因。肥胖导致的颈部脂肪堆积、扁桃体肥大、舌体过大、鼻中隔偏曲、鼻甲

肥大、鼻息肉、腺样体肥大、鼻咽狭窄或闭锁等，都可能引起上呼吸道狭窄，从而引发呼吸暂停。

2. 年龄增长 随着年龄的增长，肌肉张力下降，上呼吸道更容易塌陷。研究显示，40 岁以上的人群患有 OSAHS 的风险显著增加，男性尤其明显。

3. 体重因素 肥胖是 OSAHS 的重要风险因素。肥胖患者通常全身脂肪堆积。过多的脂肪堆积可能导致气道狭窄，从而影响通气。此外，肥胖还可能导致上气道肌肉张力下降，增加气道塌陷的风险。

4. 遗传因素 有家族史的人群患 OSAHS 的风险较高其遗传因素具体表现为遗传性肥胖、面部骨骼结构异常等。

5. 生活方式 长期吸烟、饮酒等不良生活习惯也会增加患 OSAHS 的风险。酒精能松弛肌肉，降低上呼吸道的张力，从而导致阻塞。吸烟则会引起上呼吸道炎症和水肿，加重呼吸道狭窄。

6. 其他因素 一些内分泌疾病如甲状腺功能减退、糖尿病等也与 OSAHS 密切相关。这些疾病可以导致上呼吸道肌肉无力、肥胖等，从而引发或加重 OSAHS。

（三）常见表现

1. 打鼾 这是 OSAHS 的典型症状之一。患者在睡眠过程中会出现明显的打鼾声，且声音可能较大，影响他人休息。鼾声不规则，高低不等，往往是鼾声、气流停止、呼吸恢复、鼾声交替出现。

2. 呼吸暂停 患者在睡眠过程中会出现呼吸暂停的情况，通常表现为呼吸突然停止，持续时间可能从几秒到几十秒不等。这种情况会导致患者体内血氧饱和度下降，严重时甚至可能有窒息的风险。

3. 白天嗜睡 由于夜间睡眠质量差，患者白天常常感到困倦、嗜睡，影响工作和生活质量。

4. 晨起头痛、口干 患者晨起时可能会感到头痛、口干或口有异物感，这是夜间呼吸暂停导致的缺氧和口腔干燥。

5. 记忆力下降 OSAHS 的长期患者，由于缺氧和睡眠质量差，可能会出现记忆力下降、注意力不集中等神经系统症状。

6. 性格变化 部分患者可能会出现性格上的变化，如变得暴躁、急躁等。

7. 其他并发症 OSAHS 还可能引发一系列严重的并发症，如高血压、冠心病、心律失常、肺动脉高压、肺源性心脏病、脑梗死、出血性脑卒中、代谢综合征、情绪障碍等。

（四）治疗方法

1. 一般治疗

（1）减肥： 对于肥胖患者，减肥是首选的治疗方法。减肥方法包括饮食控制和增加体力活动，患者应遵循低热量、高营养的饮食原则，并结合适当的运动计划。

（2）睡眠体位改变： 侧位睡眠或抬高床头可以降低上气道塌陷的风险，改善睡眠质量。

（3）禁烟、禁酒： 禁烟、禁酒有助于减轻上呼吸道炎症和狭窄，从而缓解 OSAHS 症状。

（4）药物治疗： 药物治疗效果不确切，但可试用乙酰唑胺等药物。莫达非尼对改善白天嗜睡有一定效果，但应在医生指导下使用。

（5）无创气道正压通气治疗： 这是目前治疗 OSAHS 最常用的方法之一。通过佩戴面罩或鼻罩，在夜间睡眠时向患者输送一定压力的气体，使上气道保持开放状态，保证呼吸通畅。常用的设备包括持续正压通气设备和双水平气道正压通气设备。

（6）口腔矫治器治疗： 此类矫治器由医生根据患者情况定制，患者于夜间佩戴。其作用原理是通过调整下颌位置来改善气道通气状况。它能够将下颌向前牵拉，扩大舌根后气道，减少睡眠时的气流阻力。不过，长期佩戴口腔矫治器可能引起颞下颌关节损害，因此重度颞下颌关节紊乱综合征或功能障碍、严重牙周病、严重牙列缺失者不宜使用。

2. 手术治疗 根据病因、病情程度、阻塞平面和全身情况不同，采用个体化多学科综合治疗。手术是治疗 OSAHS 的重要手段之一。依据狭窄和阻塞平面的不同，可选择不同的术式：若鼻腔鼻咽平面阻塞，可行鼻中隔偏曲矫正术、腺样体切除术等；若口咽平面阻塞，可行腭垂腭咽成形术（uvulopalatopharyngoplasty，UPPP）及改良术式。以上手术方式可单独或联合、同期或分期进行。其中 UPPP 是最为广泛的针对

OSAHS 的手术治疗方式，效果显著。随着临床技术的革新，低温等离子刀为手术提供了微创的手术方式，手术损伤小，恢复快。

（五）术前准备

1. 全面检查 术前需要进行心电图、胸片、血液、多导睡眠监测（polysomnography，PSG）等检查。PSG 是诊断 OSAHS 的金标准，可以确定呼吸暂停类型、阻塞平面、阻塞程度，并评估治疗效果。

2. 禁烟、禁酒 术前需要禁烟、禁酒，以减少上呼吸道炎症和狭窄的风险。

3. 睡眠监测 术前睡眠呼吸监测可以测定患者呼吸暂停的类型及严重程度，以确定能否行手术治疗，并为手术做好充分的准备。

（六）术后注意事项

1. 术后 ICU 过渡 该手术为经口微创手术，无引流。手术对咽部损伤较大，术后容易出现咽部严重水肿。因此，术后常规选择在不拔出麻醉插管的全身麻醉状态下进入 ICU 过渡。术后第二日术区肿胀减轻，苏醒后拔除气管插管，再转回病房进一步观察。

2. 疼痛缓解措施 术后疼痛较剧烈时，可给予冰袋冷敷颈部。咳嗽、打喷嚏时用舌尖抵住上腭，以减轻伤口缝合处的张力，进而减轻疼痛。室内可放置加湿器，避免张口呼吸引起咽干而加重疼痛。对于疼痛明显的情况，可适当使用镇痛药。

3. 术后合理饮食 术后应给予合理饮食，防止伤口出血。术后 3 天内可进流质饮食，1 周后可改为软食，以后酌情逐渐过渡到普食。嘱患者小口进食，少量多餐。为避免术区损伤和感染，可使用氯己定漱口水每日漱口。

4. 术后锻炼及监测 手术两周后开始体育锻炼，改善作息习惯，避免熬夜。术后 1 个月进行再次睡眠监测，评估治疗效果。必要时，患者术后需要进一步使用无创正压通气治疗。

第三节 普外科常见疾病术前须知

一、结直肠癌

（一）概述

结直肠癌（colorectal carcinoma）俗称“大肠癌”，是全球第三大常见癌症。在中国，每10万人中约有202人患有癌症。特别是在经济较发达的地区，如香港和上海，大肠癌的发病率已经位居消化系统肿瘤的前列。

结直肠癌患者在初期可能表现为排便习惯的改变，如排便次数增多、便血等情况。一般建议50岁以上的中老年人定期接受肠镜检查。若检查未发现肿瘤或息肉，之后可每5年复查一次；若发现问题，则应该1~3年复查一次。然而，如果家族中有人曾罹患结直肠癌，建议从40岁开始，每年进行肠镜检查。

一旦确诊结直肠癌，患者应尽快采取行动。手术治疗是目前全球范围内公认的主要且有效的治疗方式之一，有时候还需要辅以化学治疗和放射治疗等全身性的治疗方法。随着医学技术的进步，治疗结直肠癌的手术方式也在不断发展，从传统的开腹式手术到如今的腹腔镜手术、达芬奇机器人手术等先进技术。部分早期结直肠癌患者，在经过专业系统的治疗后，往往能取得较好的治疗效果。

（二）常见病因

1. 遗传因素 结直肠癌有明显的家族遗传性倾向，部分患者携带家族遗传的突变基因。这些基因异常可能导致细胞增殖失控，从而增加癌变风险。例如，家族性腺瘤性息肉病和遗传性非息肉病性结直肠癌等遗传性疾病会增加结直肠癌的发生风险。

2. 饮食习惯 长期摄入高脂、高蛋白食物，尤其是红肉和加工肉类，与结直肠癌的发病率显著相关。高动物脂肪、低膳食纤维的饮食模式也会增加结直肠癌的发生风险。此外，摄入过多的腌制食品和高热量饮料也可能增加患病风险。

3. 生活方式 久坐不动、缺乏体育锻炼的生活习惯可能导致肠道蠕动减缓，有害物质滞留时间延长，从而增加患癌风险。肥胖与多种癌症的发生风险增加相关，包括结直肠癌。过高的体重指数和腹部脂肪堆积可能影响激素水平和免疫系统功能。吸烟同样会增加结直肠癌的发病风险，可能通过影响肠道菌群和氧化应激等机制发挥作用。

4. 肠道炎症 患有慢性溃疡性结肠炎、克罗恩病等肠道炎症性疾病的患者，结直肠癌的发病率会升高。长期炎症刺激可能导致肠道黏膜损伤和细胞异常增生。

5. 环境因素 长期接触某些化学物质和放射性物质可能损伤肠黏膜，诱发细胞恶性变。此外，精神压力过大、紧张等心理因素也可能增加结直肠癌的发病风险。

（三）常见表现

1. 排便习惯改变 患者可能出现排便习惯的改变，如便意频繁、排便次数增多或减少，以及便秘和腹泻交替出现。同时，大便性状也可能发生改变，如大便变细、带有血迹或黏液等。便血是另一种常见症状，血液可能呈鲜红色或暗红色，通常出血量不多且间歇性出现。这可能是肿瘤破溃出血所致。

2. 腹部症状表现 患者可能出现腹痛或腹部不适的症状。腹痛可能为隐痛或绞痛，有时伴有腹胀、恶心、呕吐等症状。当肿瘤增大到一定程度时，可能在腹部触及肿块，这些肿块通常质地较硬且移动度差。

3. 全身症状表现 全身症状也是结直肠癌的常见表现之一，包括贫血、消瘦、乏力、低热等。贫血可能是长期慢性失血导致了铁储备耗尽，进而影响红细胞的合成。消瘦和乏力则可能与肿瘤消耗营养和患者食欲减退有关。

4. 晚期表现 在结直肠癌的晚期，患者还可能出现肠梗阻的症状，如腹胀、腹部不适，甚至可能出现阵发性腹痛。此外，肿瘤穿孔可能导致腹膜炎，或形成其他器官（如膀胱、阴道、小肠等）的瘘管，从而引发相应症状。如果出现肺转移，患者可能有咳嗽等症状；如果出现浅表淋巴结转移，则会有淋巴结肿大等表现。

需要注意的是，这些症状并非结直肠癌所特有，也可能与其他疾病相关。因此，当出现这些症状时，应及时就医进行进一步检查，以便尽早诊断和治疗。

（四）治疗方法

结直肠癌的治疗方法通常涉及多学科综合诊疗，根据病变的分期、位置、患者的整体健康状况和个体化需求来确定。

1. 手术治疗 手术是治疗结直肠癌的主要方式，特别是针对早期结直肠癌。手术旨在彻底切除肿瘤组织及其周围受累的正常组织，以防止肿瘤进一步扩散和转移。常用的手术方式包括结肠切除术和直肠切除术等。

2. 化学治疗 化学治疗也是结直肠癌治疗的重要手段之一，通过使用抗肿瘤药物来杀死或抑制癌细胞的生长。它通常用于术后辅助治疗，以降低复发率和转移风险，也用于晚期结直肠癌的治疗。

3. 放射治疗 放射治疗则利用高能射线来破坏癌细胞，适用于局部晚期或术后辅助治疗。它能够杀灭或抑制肿瘤细胞的生长，同时尽可能保护周围健康组织。

4. 靶向治疗 靶向治疗是针对癌细胞的特定分子靶点使用药物进行治疗，以提高治疗效果。常用的靶向药物包括抗表皮生长因子受体抗体（如西妥昔单抗）和抗血管内皮生长因子抗体（如贝伐珠单抗）等。这些药物能够选择性作用于肿瘤细胞上的分子标志物，阻断其生长信号通路。

5. 免疫疗法 免疫疗法近年来在结直肠癌治疗中崭露头角，主要适用于微卫星不稳定和错配修复缺陷的患者。免疫疗法能够激活或增强患者免疫系统恢复机体对癌细胞的正常免疫应答，从而攻击癌细胞。

6. 其他治疗方法 除了上述主要治疗方法外，还可以采取其他辅助治疗措施，如静脉营养支持、疼痛管理、康复和心理支持等，提高患者的生活质量，缓解治疗副作用，进而对提高患者的生存率有一定帮助。

（五）术前准备

1. 术前肠道清理 结直肠癌手术需要切除有病变的肠段，并且将两端的肠管重新吻合在一起，或者直接将剩余的肠管提出腹壁进行造瘘（俗称“改道”）。在把肠子接回去的时候，如果肠道里还有粪便，会影响手术进程，增加感染风险，甚至可能会导致吻合口处的破损，使粪便流进无菌的腹腔内，从而造成严重的感染。

2. 饮食禁忌须知 术前三天，建议患者食用易于消化的食物，如米汤、牛奶、白粥、煮烂的面条等。研究显示，一些特殊的营养饮食不含纤维，食用后不会在肠道留下残渣，有助于清理肠道。结直肠癌会消耗很多营养，这些特殊的营养饮食可以帮助患者补充足够的热量和必需的营养，保护肠道。术前 8 ~ 12 小时需要禁食，术前 4 小时禁水。下列饮食不宜在术前食用。

（1）高纤维食物：这类食物不易消化，会促进肠道蠕动。比如一些线状的蔬菜如芹菜、韭菜、豆芽等，以及部分水果和豆类。不过，去皮、去籽的水果和一些熟透的瓜类如哈密瓜、香瓜等可以食用。

（2）大块肉类：这些食物消化起来较为困难。

（3）容易产生气体的食物：如红薯、土豆、黄豆、白菜、西蓝花、碳酸饮料等，这些食物容易产生气体，加重肠道负担。

（4）油炸、油腻、辛辣、刺激性食物也应避免食用。

3. 评估健康状况 大部分结直肠癌患者年龄比较大，虽然年龄不是手术的绊脚石，但很多老年人常伴随其他健康问题，如高血压、心脏病、慢性阻塞性肺疾病、脑血栓、糖尿病等。这些疾病会增加手术风险及死亡率。因此，通过术前检查评估患者的整体健康状况，及时治疗、控制基础疾病，调整健康状态，便于患者更好地耐受手术过程、减少手术风险、促进术后恢复，同时也能节省部分治疗费用。

4. 相关检查 结直肠癌患者还需要进行一些特殊检查，以了解肿瘤的具体情况，如肿瘤是否已经扩散，来帮助医生决定治疗方案。

（1）MRI：对于结直肠癌患者，尤其是直肠癌，MRI 能够清晰显示直肠壁及周围解剖结构，从而提高直肠癌分期的准确度。

（2）结肠镜检查：在进行结肠镜检查时，患者需要侧躺在检查床上，医生会通过肛门将结肠镜插入大肠，以检查整个大肠内是否存在出血、炎症、息肉、憩室、肿块等情况，并可以通过肠镜切除小的息肉，甚至可以切除部分早期的、较小的恶性肿瘤。对于肠镜下无法切除的肿块，医生可以肠镜下取样进行病理检查，通过病理结果来确定肿块的良恶性，以此来指导诊疗。

结肠镜检查前，患者需要进行肠道准备。检查前 2～3 天，患者应采取低纤维、低残渣的饮食，避免过多摄入蔬菜、水果、全谷物等食物。结肠镜是一种侵入性检查，在检查前需要判断患者的一般状态，对于年龄较大的患者，医生会评估其是否需要做心电图检查。此外，考虑到切除息肉或者取病理过程中可能会出血，患者还需要提前检查血常规及血型。在结肠镜检查前 4～6 小时，医生会指导患者口服泻药，如硫酸镁、磷酸钠或者聚乙二醇电解质散等，以清空肠道内容物。

（3）无痛肠镜：由麻醉师通过静脉麻醉，使患者在昏睡状态下接受检查。部分对肠镜恐惧或耐受力差的患者，可能会选择无痛肠镜，但麻醉存在相应风险，一般不建议状态较差的患者选择。

（4）结肠三维 CT 扫描 检查方式与常规 CT 检查相似，但需要从肛门向大肠中充气，将大肠撑起来，再用 CT 机扫描。通过计算机算法，可以构建出大肠的三维立体图像。对于向大肠肠腔内生长的肿瘤，若部分肿瘤使肠腔过于狭小，结肠镜无法通过，从而无法判断整个大肠远端是否有其他肿瘤生长，可以通过结肠三维 CT 扫描加以判断。

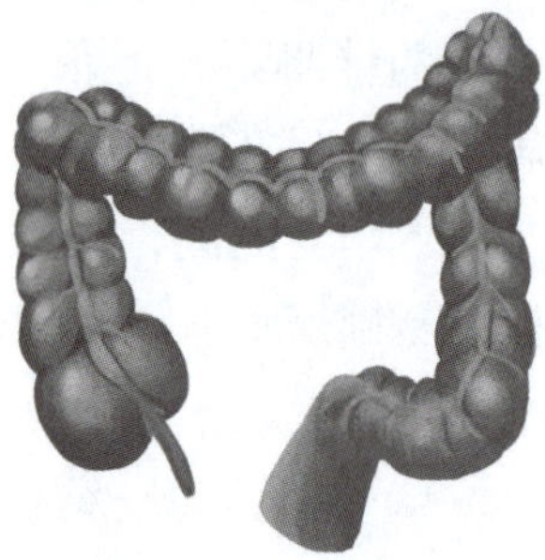

需要注意的是，在结肠三维 CT 扫描过程中，患者需要缩紧肛门，将气体留在大肠。然而，随着患者年龄的增加，部分患者肛门括约肌功能减弱，无法憋住气体，这可能会导致无法进行结肠三维 CT 检查。

（六）术后注意事项

1. 术后睡眠 对于接受全身麻醉的患者，术后 2～4 小时通常不可以睡觉。这是因为在全身麻醉过程中使用的镇静药、镇痛药以及肌松药物，可能会抑制患者的呼吸和循环系统。如果直接睡觉，可能会出现不良后果。通常在手术完成并去除呼吸机、气管插管，患者回到病房，身体处于稳定状态后才能睡觉。此时，还需要做好患者的监护工作。研究表明，术后睡眠障碍会加重疼痛。事实上，在经历过手术之后，患者通常需要更多的睡眠，睡眠能够有效缓解疼痛。但很多患者术后几天甚至几周内睡眠不佳，进一步加重了术后的不适感，也不利于身体恢复。因此，术后患者应该尽量保证充足、良好的睡眠，不要熬夜，必要时可适当服用安神助眠的药物。

2. 卧姿 手术后的卧姿取决于麻醉方式、手术部位及术式。总体原则是使患者处于舒适且便于观察和护理的体位。对于结直肠癌术后的患者而言，全身麻醉后若尚未清醒，应采取平卧位，头偏向一侧，直到患者清醒，以避免口腔内的分泌物或者呕吐物误吸而导致窒息或肺炎。当患者清醒后，应采取低半坐卧位或者斜坡卧位，使腹肌放松、腹壁张力减低并减轻疼痛。如果患者有腹腔感染的征象，在病情允许情况下应该尽早采取半坐位，以减少毒素经腹膜吸收入血，便于引流。

3. 了解身上的“管子” “管子”是为了患者的康复而“设置”的重要通路，不必感到恐惧。常见的“管子”包括以下内容。

（1）引流管：是供外科引流使用的一种医疗器械，用于将人体组织间或体腔中积聚的脓、血、液体导引至体外，以防止术后感染、促进伤口愈合。临床上使用的外科引流管种类很多，主要用于伤口引流，在胸腔、脑腔、胃肠道等都有应用。结直肠癌术后通常会放置腹腔引流管及皮下引流管，腹腔引流管分为普通腹腔引流管（材质为橡胶）及一次性使用多功能引流管，材质为聚氯乙烯（polyvinyl chloride，PVC）。引流管放置的数量和类型通常根据手术的创面大小及局部渗出的多少来决定，一般会在术区及盆底放置腹腔引流管。对于一些皮下脂肪较厚的患者，可能会放置皮下负压引流管，减少脂肪液化及感染的发生。

（2）导尿管：是一根由尿道插入膀胱的管子，用于引流尿液。按照导尿管的管腔数量可以分为双腔及三腔导尿管。结直肠癌手术通常会用到双腔导尿管，由一个注水口和一个出液口组成。导尿管可以避免术中出现膀胱充盈遮挡手术视野，并减少肠道手术损伤膀胱的概率。此外，导尿管可以防止尿潴留，像结直肠癌手术这类较大型的手术，手术时间较长，加上患者全身麻醉，无法自行小便，不插导尿管就有可能导致患者在手术过程中发生尿潴留，甚至涨破膀胱。术后拔除导尿管的时间通常由手术部位决定，直肠术后拔除导尿管的时间通常较结肠术后更晚一些。

4. 饮食 手术后的饮食对结直肠癌患者的术后恢复至关重要。术后禁食、禁水能够预防术后恶心、呕吐。待恢复进食后，适时适量进食有助于肠道功能的恢复，还可以避免食物增加吻合口张力，保护吻合口。结直肠癌术后患者有肛门排气或造口有气泡溢出后，方可进食。

（1）清流质饮食 术后早期，肠道尚未适应食物，需由全肠外营养过渡至肠道营养，建议患者进食无渣、不产气的清流质饮食，如米汤、无油的肉汤、过滤的果汁、清水等。进食宜少量多餐，可根据患者情况，添加适量的静脉营养作为补充。

（2）全流质饮食 术后进食清流质饮食无明显不适的患者，可开始由清流质饮食逐渐过渡为软烂、易消化、少纤维的全流质饮食。依然以少食多餐为宜，可添加少量糖、油等，提高热量摄取。可选择的食物有蛋花汤、蒸蛋、搅碎去筋的肉泥、豆浆、豆花、全脂奶、去粗纤维的蔬菜汁等。少部分患者长期饮用此类饮食，可能导致铁、维生素 A 等营养素缺乏，应由营养师指导饮食，以免营养不良。

（3）软质食物 在适应全流质饮食后，结直肠癌术后恢复期的患者可开始进食软质食物，此类食物有蛋糕、煮烂易消化的鱼肉、稀饭、烂面条、软面包等，应避免食用油炸及辛辣刺激的食物。

（4）少渣普食 此后，约术后两周可进食易消化的少渣普食，但应禁食粗粮及纤维多的蔬菜（如芹菜等），以减轻肠道负担，加快肠道恢复。

手术当日	术后1日	术后2日	术后3日	术后4日	术后5～7日	术后8日后
禁食，如果口渴，可漱口	可少量饮水（不超过200毫升）	可开始饮用不含纤维的果汁	半量三分粥（米与水的比例为1∶20）开始	半量五分粥（米与水的比例为1∶10）开始，可食用少量点心	从半量全粥（米与水的比例为1∶5）开始，少量进餐	可进食半量全粥

二、细菌性肝脓肿

（一）概述

细菌性肝脓肿（bacterial liver abscess）是指由化脓性细菌侵入肝脏

形成的肝内化脓性感染性病灶。这种感染性病灶会发生化脓、液化，对肝脏造成严重损伤，并导致严重的全身性感染性症状。

（二）病因

最常见的致病菌是大肠埃希菌和金黄色葡萄球菌，其次是链球菌、拟杆菌属等，偶有放线菌、假丝酵母菌和土壤丝菌等感染的文献报道。细菌的感染途径多样，可以分为六类：门静脉感染、胆道感染、肝动脉感染、外伤感染、其他位置感染扩散至肝脏以及隐匿性感染。其中，高毒力肺炎克雷伯菌是细菌性肝脓肿的病原体之一。

（三）常见表现

（1）起病急骤：患者可能突然出现寒战、高热、肝区疼痛等症状，严重时甚至发生全身脓毒性反应。

（2）寒战和高热：多反复发作，常表现为弛张热。这是一种体温变化的模式，体温就像坐过山车，忽高忽低，一天之内波动很大，变化范围超过 2℃，但即使体温下降，也仍然高于正常水平，体温范围一般为 38 ~ 41℃。

（3）肝区疼痛和肿大：疼痛性质为持续性钝痛，若感染处刺激膈肌或侵犯胸膜等，会出现右侧胸背部的牵涉痛以及刺激性咳嗽。

（4）其他症状：乏力、食欲减退、恶心呕吐等，这些症状主要是由全身脓毒性反应及消耗所致。

（5）体征：以肝区压痛和肝大最为常见。

（四）治疗方法

1. 非手术治疗

（1）根据细菌培养和药敏试验结果，合理使用抗生素，并配合全身支持疗法。

（2）抗生素联合超声引导下穿刺引流是有效治疗方法之一。其优点是创伤小、效果显著。

2. 手术治疗　对于慢性持续性肝脓肿患者，若切开引流后脓肿壁不塌陷、留有无效腔或长期引流不愈合，肝叶严重破坏及失去正常功能患者来说，可考虑行肝脓肿切开引流术或肝部分切除术。手术方式包括开腹手术及腹腔镜手术。

开腹手术切口通常位于右侧肋缘下或经右侧腹直肌，此类手术适用于所有类型的肝脓肿。

腹腔镜手术避免了开腹手术的大切口，仅在腹壁上布置 3 ~ 5 个 1 厘米左右的戳卡孔，其优势在于切口小、手术时间短、术后恢复快，对患者造成的创伤小，缩短了患者住院时间。但是，该手术尚存在一些不足，如无法真正触摸到病灶的具体位置，须通过严格的术前评估，且不适用于部分处于位置特殊的病灶。

（五）术前准备

1. 全面评估患者状况 包括进行肝功能检查，评估肝脏的受损程度和代谢能力。

2. 使用有效抗生素治疗 医护人员应密切观察患者的体温、脉搏等生命体征，以及感染灶的变化，评估抗生素的疗效，确保感染得到有效控制，从而为手术创造有利条件。

3. 加强营养支持 细菌性肝脓肿患者常伴有营养不良，影响术后恢复。根据患者的具体情况，制定合理的饮食计划，增加蛋白质、维生素等营养物质的摄入。必要时给予肠内或肠外营养支持，以提高患者的抵抗力和手术耐受性。

（六）术后注意事项

1. 休息与活动 患者术后需要充分地休息，避免剧烈运动和体力劳动，以免影响伤口愈合和恢复。在医生或护士的指导下，适当进行床上翻身、深呼吸等活动，以促进身体康复。

2. 饮食管理 遵循医生的饮食建议，初期以流食为主，逐渐过渡到半流食和软食。避免食用刺激性强的食物，多食用易消化的食物，如米粥、面条、水果等，以保持大便通畅。增加蛋白质和维生素的摄入，有助于伤口愈合和身体恢复。

3. 伤口护理 保持伤口干燥、清洁，定期更换敷料，并注意观察伤口是否有红肿、渗出或感染迹象。避免用手直接触摸伤口，以防细菌感染。

该病术后注意事项还涉及用药指导、病情观察、定期复查和心理护理等多个方面。患者和家属应密切配合医护人员的指导，做好术后护理工作，以促进患者早日康复。

三、肝癌

（一）概述

肝细胞癌（hepatocellular carcinoma，HCC）是最常见的肝癌类型，它通常发生在慢性肝病、肝硬化的基础上。这种肿瘤具有较高的恶性程度，且容易在肝内播散，形成肝内转移，同时可能在门静脉内形成癌栓，引起门静脉高压症状。肝细胞癌的发生与多种因素有关，包括病毒性肝炎感染（如乙型肝炎、丙型肝炎）、黄曲霉毒素暴露、长期酗酒、脂肪肝、遗传因素等。临床上，肝细胞癌主要表现为肝区疼痛、肝大、黄疸、进行性消瘦、发热等症状，并可能伴随肝硬化征象和全身性表现。诊断肝细胞癌需要综合多种方法，包括超声检查、CT 扫描、MRI 等影像学检查方法，以及血液检测中的甲胎蛋白水平等。在治疗方面，肝细胞癌的治疗方法包括手术切除、局部消融、化学治疗、靶向药物治疗等，具体方案需由医生根据患者的具体情况决定。

（二）病因

1. 肝炎病毒感染　是肝细胞癌的主要病因之一，特别是乙型病毒性肝炎（hepatitis B）和丙型病毒性肝炎（hepatitis C）的感染。这些病毒可导致肝脏慢性炎症和纤维化，进而发展为肝硬化和肝细胞癌。

2. 黄曲霉毒素暴露　长期食用变质食品，如霉变的花生、玉米等，会摄入黄曲霉毒素，从而增加肝细胞癌的发病风险。黄曲霉毒素是一种强烈的致癌物质。

3. 其他因素　包括酗酒、脂肪肝、遗传因素、糖尿病、肥胖以及某些化学物质和职业暴露等，这些因素也可能在肝细胞癌的发病中起重要作用。

（三）常见表现

肝细胞癌早期可能无明显症状。随着病情的发展，可出现以下症状。

1. 肝区疼痛　是最常见的症状，多呈右上腹持续性胀痛或钝痛，与癌肿生长、肝包膜受牵拉有关。

2. 肝大　肝脏进行性增大，质地坚硬，表面凹凸不平，常有大小不等的结节，边缘钝而不整齐。

3. 黄疸　一般出现在肝细胞癌晚期，多为阻塞性黄疸，少数为肝细胞性黄疸。

4. 肝硬化征象　在失代偿期肝硬化基础上发病的患者，可表现为腹腔积液迅速增加且难治，腹腔积液多为漏出液。血性腹腔积液是肝细胞癌侵犯肝包膜或向腹腔内破溃引起的。门静脉高压还可能导致食管胃底静脉曲张出血。

5. 全身性表现　进行性消瘦、发热、食欲减退、乏力、营养不良、恶病质等。若癌肿转移至肺、骨、脑、淋巴结、胸腔等处，可产生相应的症状。

6. 伴癌综合征　癌肿本身代谢异常或肝细胞癌患者机体内分泌 / 代谢异常所导致的一组综合征，表现为自发性低血糖症、红细胞增多症等。其他罕见的有高钙血症、高脂血症、类癌综合征等。

（四）治疗方法

肝细胞癌的治疗方法多样，主要包括手术治疗、局部微创消融治疗、放射治疗、药物治疗以及其他辅助治疗手段。

1. 肝切除术　适用于早中期肝细胞癌患者。通过手术切除肿瘤组织，旨在消除局部病灶，减少肿瘤负荷。手术遵循彻底性、安全性原则，同时最大程度保持肝功能。目前，腹腔镜或机器人肝切除具有切口创伤小、术后恢复快的优点。

2. 肝移植术　适用于无法行根治性手术切除且不适合接受局部消融治疗的肝细胞癌患者。肝移植术能够为患者提供新的健康肝脏，恢复正常的肝脏功能，改善预后。但需注意，存在肿瘤复发、转移的风险，需要专业医生对患者进行评估。术后患者需要住院数周，在出院后较长时间内才能恢复正常生活，并需要长期服用药物以防出现强烈排异反应。

（五）术前准备

1. 常规检查　包括血常规、肝功能检查、肾功能检查、血脂、电解质等生化检查，以及感染五项检测（针对甲型肝炎病毒、乙型肝炎病毒、丙型肝炎病毒、人类免疫缺陷病毒和梅毒螺旋体这五项病原体的检测）。对于乙肝、丙肝患者，需进行相应的病毒滴度测定。此外，还需进行肝脏的超声、CT/PET-CT、MRI，以及肝脏超声造影等检查。

2. 特异性检查 包括血清标志物测定，如测定甲胎蛋白、甲胎蛋白异质体、异常凝血酶原等，以及肝脏穿刺活检等。

3. 术前评估 需进行全面的全身评估，可采用 Child-Pugh 评分对肝储备功能进行评估，使用吲哚菁绿（indocyanine green，ICG）清除实验或瞬时弹性成像测定肝脏硬度。在术前需调整肝脏功能，必要时可使用保肝药物。手术当日须禁食和禁水，根据患者具体情况合理控制静脉补液量，避免术中出现难以控制的门静脉压力。对于合并高血压、糖尿病等基础疾病的患者，术前需调整用药。

（六）术后注意事项

1. 休息与活动 术后，患者需要充分休息，避免过度劳累，以减轻肝脏负担，促进肝脏修复和肝功能恢复。患者在医生或护士的指导下，适当进行床上翻身、深呼吸、肢体活动等，有助于促进血液循环和预防血栓形成。随着病情的稳定，患者可以逐渐增加活动量，但应避免剧烈运动和重体力活动。

2. 饮食调理 术后饮食应以清淡、易消化的食物为主，如米粥、面条、蔬菜汤等。避免油腻、辛辣、刺激性食物的摄入，以免加重肝脏负担。适量摄入优质蛋白质，如瘦肉、鱼类、豆制品等，有助于伤口愈合和身体恢复。同时，多吃新鲜蔬菜和水果，以补充维生素和矿物质，增强免疫力。术后患者胃口可能不佳，建议分次少量进食，避免暴饮、暴食。

该病伤口护理、用药指导、病情观察可参考“细菌性肝脓肿”相关内容。

四、肝血管瘤

（一）概述

肝血管瘤（hepatic hemangioma）是一种常见的肝脏良性肿瘤，其中海绵状血管瘤是最常见的一种类型。该病可发生于任何年龄段，但在 30～50 岁的成年人中更为常见。大多数肝血管瘤生长缓慢，且无明显症状，因此很多患者是在常规体检或腹部手术时偶然发现。然而，当血管瘤增大到一定程度，对周围组织产生压迫时，可能会引发一系列症状。

（二）病因

肝血管瘤的确切病因目前尚不清楚。部分研究认为，先天性发育异常可能是其形成的主要原因。此外，激素刺激、肝内毛细血管感染后变形等因素也可能与肝血管瘤的形成有关。

（三）常见表现

通常，肝血管瘤的症状与血管瘤的大小和位置有关。较小的血管瘤一般不会引起任何症状，而较大的血管瘤可能会对周围组织产生压迫，导致以下症状。

1. 腹部不适或疼痛 当血管瘤增大并压迫周围组织时，可能出现右上腹隐痛或不适感。

2. 腹部包块 当血管瘤较大时，体检时医生可能触及腹部包块。

3. 胃肠道症状 如恶心、呕吐、食欲减退等，可能因血管瘤压迫胃肠道而引起。

4. 其他症状 如长期低热、黄疸、腹水等，但这些症状相对较少见。

（四）治疗方法

肝血管瘤的治疗方法主要包括手术治疗、介入治疗和药物治疗等，具体选择取决于血管瘤的大小、位置以及患者的身体状况。

1. 手术治疗 对于较大的血管瘤或引起明显症状的血管瘤，可能需要手术切除。手术方法包括血管瘤切除术、肝叶切除术等。

2. 介入治疗 如肝动脉栓塞术、射频消融术等，适用于不能耐受手术或血管瘤位置特殊的患者。

3. 药物治疗 虽然药物治疗对肝血管瘤的效果有限，但在某些情况下，如血管瘤引起疼痛或不适时，可使用药物进行对症治疗。

（五）术前准备

1. 详细的病史询问和体格检查 了解患者的身体状况和手术风险。

2. 实验室检查 如血常规、尿常规、肝功能等，以评估患者的身体机能。

3. 影像学检查 如B超、CT、MRI等，以确定血管瘤的大小、位置和与周围组织的关系。

4. 术前禁食和灌肠 以减少术中的呕吐和肠道感染风险。

五、局灶性结节增生

（一）概述

局灶性结节性增生（focal nodular hyperplasia，FNH）是一种较罕见的、良性的肝脏病变。它主要发生在育龄期女性，可偶见于男性和儿童。FNH 通常无明显症状，多数患者在体检时偶然发现。虽然 FNH 是良性的，但应与其他肝内局限性病变进行鉴别，如原发性肝细胞癌、肝细胞腺瘤和富血供转移瘤。

（二）病因

1. 先天性血管畸形 可能导致肝脏局部的血流异常，使血管的结构和分布出现异常，从而引发周围肝组织的异常增生。

2. 炎症刺激 长期的肝脏炎症可能使肝脏组织处于应激状态，炎症细胞释放的各种炎症介质可能影响肝脏细胞的正常代谢和增殖，导致肝脏细胞出现异常增生。

3. 激素水平紊乱 激素在身体的许多生理过程中起着调节作用。当体内激素水平紊乱时，如雌激素和雄激素比例失调时，可能影响肝脏细胞的生长和分化，导致局部细胞过度增殖。

4. 肝实质对局部血管异常的增生反应 肝脏内血管的异常，如血管壁结构改变或血管内皮生长因子的异常表达，可能导致肝实质出现针对这种异常血管的增生反应。

5. 肝局部缺血 肝脏局部缺血可能使局部的肝脏细胞处于缺氧状态。为了适应这种缺血、缺氧的环境，肝脏细胞启动代偿机制，包括细胞的增殖和血管生成的增加，过度的代偿性增殖可能导致 FNH 的形成。

（三）常见表现

FNH 通常无明显症状，多数患者在体检时偶然发现。少数患者可能出现上腹部不适、隐痛等非特异性症状。FNH 的影像表现虽具有某些特征，但仍缺乏特异性，如 FNH 常呈分叶状，好发于肝包膜下，虽无包膜但边界清楚等。

（四）治疗方法

FNH 是一种良性病变，通常无需特殊治疗。治疗方法的选择取决于病变的大小、症状以及患者的整体状况。

1. 定期随访观察 对于无症状或症状轻微的患者，应当定期随访观察。通过定期的影像学检查（如超声、CT、MRI 等）来监测病变的变化。

2. 药物治疗 在某些情况下，如患者出现肝功能异常或不适症状时，医生会建议使用保肝药物或对症治疗药物来缓解症状。

3. 手术治疗 若病变较大或症状明显，且影响患者的生活质量时，可考虑手术切除。手术切除通常可以彻底治愈 FNH，但手术风险需根据病变位置、大小、患者身体状况等多种因素综合评估。术前准备和术后注意事项可参照“肝血管瘤”相关内容。

六、单纯性肝囊肿

（一）概述

单纯性肝囊肿（simple hepatic cyst）是一种肝内囊性病变，属于先天性发育异常。囊肿呈闭合腔隙，内含液体，既可单发也可多发，是肝囊肿的一种主要类型。

（二）病因

1. 先天性发育异常 胚胎时期肝内胆管或淋巴管发育异常，导致管腔内容物停滞潴留而成。

2. 后天因素 有学者提出，后天肝组织退行性改变也可能导致肝囊肿的形成。

（三）常见表现

多数单纯性肝囊肿患者没有明显症状，多在体检时被偶然发现。较大的囊肿可出现明显的压迫症状，合并感染时可出现畏寒、发热、腹痛等症状。

1. 胃肠道症状 囊肿增大并压迫胃、十二指肠和结肠时，可引起胃肠蠕动减慢，导致进食后饱胀、食欲减退、恶心和呕吐。

2. 腹痛 较大的囊肿会引起肝包膜撑胀，引起上腹膨胀不适、隐痛或轻度钝痛。

3. 腹部包块 当囊肿体积较大或接近皮肤时，可于体表触摸到腹部包块，多无触痛。

4. 黄疸 位于肝门附近的囊肿可能压迫肝管或胆总管，引起轻度黄疸，但发生率较低。

5. 其他症状 如下腔静脉受压引起的下肢水肿、呼吸困难等，也可能由单纯性肝囊肿引起。

（四）治疗方法

单纯性肝囊肿的治疗方法主要根据囊肿的大小、性质及有无并发症而制定，常用的治疗方法包括以下内容。

1. 保守观察 无症状的单纯性肝囊肿不需要治疗，仅需利用影像学检查定期观察即可。

2. 穿刺抽液 直径大于 5 厘米并出现压迫症状者，可在超声引导下穿刺抽液，以缓解压迫症状。但此操作易复发，且有细菌污染的风险。

3. 手术切除 对于较大的囊肿或疑似恶性的囊肿，可以考虑进行手术切除。手术方式包括囊肿完全切除术、肝切除术等。

4. 介入疗法 在影像学技术的引导下对肝囊肿进行穿刺引流，同时注入硬化剂治疗，减少复发。

（五）术后注意事项

1. 伤口注意事项 保持伤口清洁干燥，避免沾水，以免引起感染。同时，避免挠抓伤口，以免影响愈合。

2. 注意饮食调理 以清淡食物为主，避免食用辛辣刺激性食物和油腻性食物，以免对伤口造成刺激或加重肝脏负担。建议多吃富含蛋白质和维生素的食物，如鸡蛋、牛奶、新鲜水果和蔬菜等。

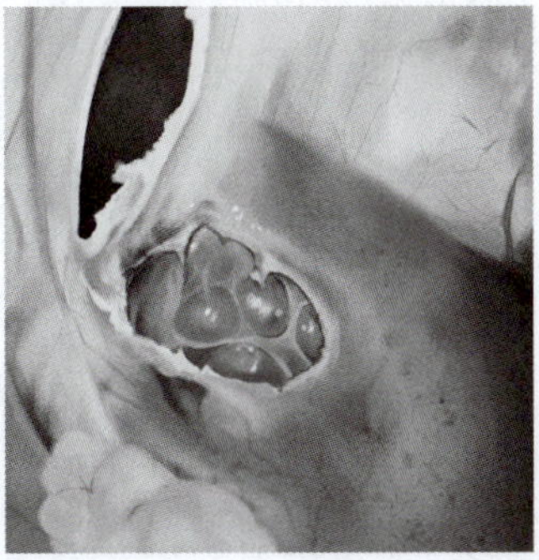

3. 注意休息 避免过度劳累和剧烈运动，以免影响身体恢复。同时，保持良好的心态，避免情绪激动和焦虑。

4. 遵医嘱用药 严格按照医嘱进行抗感染治疗，并定期复查，了解身体恢复情况。如出现不适症状，应及时就医治疗。

七、门静脉高压症

（一）概述

门静脉高压症（portal hypertension）是一组由门静脉压力持久增高引起的临床综合征。当门静脉血无法顺利通过肝脏回流入下腔静脉时，门静脉压力便会增高，导致门 - 体静脉间交通支开放，大量门静脉血在未进入肝脏前就直接经交通支进入体循环，从而引发一系列症状。

（二）常见病因

门静脉血流受阻是其发病的根本原因。

1. 肝前性 包括血栓形成（如门静脉血栓形成、脾静脉血栓形成）、门静脉或脾静脉受外来肿瘤或假性胰腺囊肿压迫或浸润、门静脉癌栓，以及门静脉海绵样变等。

2. 肝性 包括肝炎肝硬化、酒精性肝硬化、脂肪肝等肝病导致的窦前性、窦型 / 混合性、窦后性门静脉高压。

3. 肝后性 主要由下腔静脉闭塞性疾病、布 - 加综合征、缩窄性心包炎、慢性右心衰竭、三尖瓣功能不全（先天性、风湿性）等导致的门静脉高压。

在我国，门静脉高压绝大多数是由肝炎后肝硬化引起，其次是血吸虫性肝硬化和酒精性肝硬化。此外，右心衰竭、原发性血流量增加（如门静脉瘘、门静脉海绵状血管瘤）、原发性血流阻力增高型（如血栓形成、外来肿瘤或胰腺囊肿压迫门静脉和脾静脉）等因素也可能诱发门静脉高压。

（三）常见表现

1. 脾大、脾功能亢进 充血性脾大是本病的主要临床表现之一，也是临床上最早发现的体征。脾大伴脾功能亢进时，患者白细胞计数减少、贫血和血小板计数减低，易并发贫血、发热、感染及出血倾向。

2. 腹水 肝硬化晚期出现门静脉压力增高时，常伴发腹腔积液，积液量往往超过 500 毫升，甚至有的达数升。腹腔积液可突然或逐渐发生，随着积液量的增多，腹胀逐渐加重，并伴有食欲减退、尿少等症状。大量腹腔积液时，腹壁变薄，血管显露或怒张，可并发脐疝、股疝等。

3. 门体侧支循环的形成 这是门静脉高压症的独特表现，具有重要的临床意义。常见的侧支循环有食管胃底静脉曲张、腹壁和脐周静脉曲张等。其中，食管胃底静脉曲张最为严重，一旦破裂就会引起严重的急性上消化道出血，危及生命。

（四）治疗方法

门静脉高压的治疗主要包括药物治疗、内镜治疗、手术治疗、介入治疗和肝移植，具体如下。

1. 药物治疗 适用于早期门静脉高压患者，可缓解症状、降低门静脉压力、预防并发症。常用的药物有β受体阻滞剂（如普萘洛尔）、利尿剂、血管扩张剂等。

2. 内镜治疗 包括内镜下食管静脉曲张套扎术和硬化剂注射治疗，适用于有食管静脉曲张破裂出血风险的患者，可降低出血风险、改善患者症状。

3. 手术治疗 包括分流手术、断流手术和肝移植。分流手术通过建立门静脉与体循环之间的通道来降低门静脉压力；断流手术则是通过阻断门静脉与体循环之间的异常交通支来减少出血。肝移植是治疗门静脉高压的最终手段，适用于终末期肝病、肝功能衰竭的患者。

4. 介入治疗 主要包括经颈静脉肝内门体分流术（transjugular intrahepatic portosystemic shunt，TIPS）和部分性脾动脉栓塞术，具有创伤小、并发症少、恢复快等优点，适用于不能耐受手术治疗的患者。

（五）术前准备

1. 营养和药物准备 给予患者低脂、低钠、适量蛋白、高糖、高维生素饮食，同时给予氨基酸、白蛋白或血浆等营养支持。术前3～5天静脉滴注葡萄糖、胰岛素、氯化钾溶液，以促进肝糖原储备增加。有凝血机制障碍者，加用维生素K，以提高手术的耐受性。

2. 肠道准备 应减少肠道氨的产生，预防术后肝性脑病。

3. 皮肤准备 做好手术区域皮肤准备，操作时应动作轻柔，防止损伤表皮。

4. 应用抗菌药物 以预防感染。

（六）术后注意事项

1. 密切观察生命体征 包括血压、心率、呼吸等，任何异常都可能提示存在潜在的危险情况，如出血等。

2. 神志状态监测 意识模糊或烦躁不安可能是肝性脑病等严重并发症的表现。

3. 伤口护理 保持伤口清洁干燥，避免感染。定期查看伤口有无渗血、渗液等情况。

4. 饮食调整 术后早期胃肠功能未完全恢复时，需禁食、禁水。待胃肠蠕动恢复后，可从流食开始逐步过渡到半流食、软食。饮食应以高热量、高维生素、适量蛋白质且易消化的食物为主，避免食用粗糙、干硬及刺激性食物，以防划破曲张的食管胃底静脉导致再次出血。

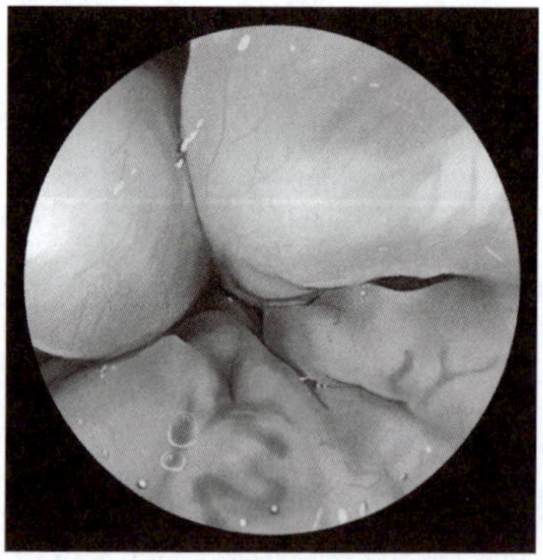

5. 休息与活动 保证充足的睡眠，早期避免剧烈运动，但也要适当进行床上活动，防止下肢深静脉血栓形成等并发症的发生。

八、胆囊结石

（一）概述

胆囊结石（cholecystolithiasis）是一种临床常见疾病，是胆石症的一种，多为胆固醇结石或以胆固醇为主的混合性结石，也可为黑色素结石。本病多见于成年人，女性发病率高于男性，男女之比约为 1∶3，但随着年龄增长，其性别差异逐渐减小。胆囊结石是影响人类健康的常见病、多发病，其发病率呈逐年上升趋势。

（二）病因

1. 年龄 随着年龄的增长，胆囊结石的发生率逐渐升高。

2. 妊娠 妊娠期间的女性由于激素水平的变化，容易发生胆囊结石。

3. 饮食 高能量、高热量、高胆固醇的饮食是胆囊结石发生的重要风险因素。长期不吃早餐也容易形成胆囊结石。

4. 缺乏运动 缺乏运动可能导致胆囊收缩力下降，从而增加胆囊结石的发病风险。

5. 疾病 肝硬化、高血脂、糖尿病、先天性疾病以及胆红素代谢性障碍等也是胆囊结石的高危因素。

（三）常见表现

1. 胆绞痛或上腹痛 这是胆囊结石最常见的症状，主要表现为右上腹或上腹部的阵发性疼痛，可呈绞痛状。疼痛可因进食油腻食物而加重，有时会向右肩部和背部放射。疼痛持续时间可长可短，部分患者可于夜间发作。

2. 恶心与呕吐 多数患者在胆绞痛发作时伴有恶心、呕吐症状，呕吐后胆绞痛可能有一定程度的减轻。

3. 消化不良 胆囊结石患者常表现为对脂肪和其他食物的不耐受，出现过度嗳气、腹胀、餐后饱胀及早饱、胃灼热等症状。

4. 畏寒、发热 当胆囊结石并发急性胆囊炎时，患者可出现畏寒、发热等症状。

5. 黄疸 单纯胆囊结石并不直接引起黄疸，但当胆囊结石排入胆总管引起梗阻时，可出现黄疸症状，表现为巩膜黄染、皮肤黄染，部分患者还可能伴有皮肤瘙痒。

（四）治疗方法

1. 保守治疗 对于胆囊结石小、数量少、病情较轻的患者，可先选择保守治疗，以观察和定期复查为主。

2. 药物治疗 一类药物如熊去氧胆酸、鹅去氧胆酸等，这些药物可以通过改变胆囊内胆汁的化学成分，使结石逐渐溶解。另一类药物如青霉素类抗生素、头孢菌素类抗生素、氧氟沙星胶囊等，可以缓解胆囊炎和胆囊疼痛的症状。但需注意，用药应遵医嘱，避免擅自使用。

3. 激光治疗 通过激光将结石碎裂，通过胆囊排出体外。

4. 手术治疗 手术治疗是胆囊结石的常见治疗方法，尤其适用于复发性胆囊炎和胆囊结石较大的患者。胆囊切除术是最常见的手术治疗方法，可以通过腹腔镜或开腹手术进行。

（五）术前准备

1. 术前检查 包括胆囊结石的定位、大小和数量的确定，以及评估胆囊结石的类型和相关并发症。常见的检查项目包括超声检查、腹部CT扫描、胆囊功能试验等。同时，还需进行肝功能等检查，全面评估患者的身体状况，以确定手术方案和麻醉方法。

2. 心血管系统评估 对于有心血管疾病的患者，需要进行心电图、心脏彩超等检查，评估心血管系统的情况，并采取相应的术前准备措施。

（六）术后注意事项

1. 饮食控制 胆囊切除手术后，由于术后早期胆汁相对不足，容易出现进食后腹胀、腹泻的情况。因此需要严格控制饮食中的脂肪、胆固醇摄入，避免一次性大量进食，同时要严格戒酒。等身体逐渐适应没有胆囊的情况后，可在术后一个月逐渐恢复接近正常饮食。

2. 服用药物 术后会建议患者服用一段时间的利胆和消化酶药物，以缓解消化不良的症状。

3. 定期检查 建议在术后一个月、半年以及每年进行体格检查，包括抽血、腹部B超等，以监测恢复情况并及时发现并处理可能的并发症。

4. 关注症状 如果在手术之后出现持续性的疼痛、发热、黄疸等症状，则建议尽早到医院进行检查。

九、急性胆囊炎

（一）概述

急性胆囊炎（acute cholecystitis）是一种胆囊的急性炎症，通常由胆结石引起，导致胆囊内的胆汁流动受阻，进而引发感染和炎症反应。该病发病急骤，症状明显，若不及时治疗，可能导致胆囊穿孔、腹膜炎等严重并发症。

（二）病因

1. 胆石症 这是急性胆囊炎最常见的病因。当胆结石堵塞胆囊管时，胆汁无法正常排出，导致胆汁淤积在胆囊中，从而引发急性胆囊炎。

2. 饮食不当　长时间暴饮、暴食或过量摄入辛辣、油腻食物，可能加重胆囊负担，导致胆汁不易排泄，进而引发急性胆囊炎。

3. 细菌感染　细菌可通过多种途径侵入胆囊，如逆行性感染（肠道细菌通过十二指肠乳头进入胆管）、经动脉感染、经门静脉感染以及经邻近器官感染。这些细菌感染会导致胆囊局部受到刺激，引起急性炎症。

4. 其他因素　外伤可能导致胆囊破裂、胆囊管损伤等，进而引发急性胆囊炎。此外，脓毒症、腹主动脉瘤手术等因素也可能诱发急性胆囊炎。

（三）常见表现

1. 剧烈腹痛　这是急性胆囊炎的典型症状，疼痛通常位于右上腹部，并可向右肩背部放射。疼痛呈持续性，阵发性加剧，常在夜间发作。

2. 发热　患者常伴有发热，体温可逐渐升高，达到38℃以上。发热是炎症反应引起的，严重病例可能出现寒战、高热等症状。

3. 恶心呕吐　炎症刺激胃肠道可引起恶心、呕吐等症状。呕吐物可能含有胆汁。

4. 黄疸　部分急性胆囊炎患者可出现胆管阻塞导致的黄疸。胆汁无法正常排泄，血液中胆红素浓度升高，导致皮肤、巩膜等部位黄染。

5. 右上腹压痛　患者右上腹部有明显的压痛，这是炎症累及腹膜的体征。压痛部位通常位于胆囊区，平卧时疼痛加剧，弯腰抱膝位可有所减轻。

（四）治疗方法

1. 一般治疗　密切监测患者的生命体征，如体温、血压、心率、呼吸等。当患者基础生命体征出现异常时，医护人员需要立即给予相应的支持治疗。此外，合理安排饮食，急性发作期和术前需要禁食，避免加重症状。

2. 药物治疗

（1）镇痛药：如匹维溴铵可用于解除胆管痉挛，缓解疼痛。

（2）消炎利胆药：如熊去氧胆酸片，用于溶解胆汁内的有形成分，起到利胆、缓解胆汁淤积的作用，并辅助消炎镇痛。

（3）抗感染药物：如头孢类、甲硝唑等抗生素类药物，起到抗感染的作用。但需要注意在治疗过程中，需根据致病菌种类及时调整用药方案。

3. 手术治疗 适用于胆囊炎伴严重的胆道感染、出现并发症（如坏疽性胆囊炎、积脓、穿孔等）的情况。手术方式包括胆囊切除术、胆囊造口术以及超声引导下经皮经肝胆囊穿刺引流术等。

（五）术前准备

1. 禁食、禁水 术前需要禁食、禁水，以避免手术过程中呕吐或误吸。

2. 输液与纠正水电解质紊乱 医生通过静脉输液维持患者的生理需求，并纠正可能存在的水电解质紊乱。

3. 积极控制感染 术前医生应使用抗生素等药物积极控制感染，以降低手术风险。

4. 缓解疼痛 术前可遵医嘱服用适量药物，以缓解疼痛症状。

5. 胃肠减压 通过胃管引流胃液，降低胃肠道压力，有利于手术操作。

6. 术前检查 包括血型、血常规、尿常规、大便常规、血钾、血钠、血氯、二氧化碳结合率、尿素氮、血糖、心电图等，以全面评估患者的身体状况和手术风险。

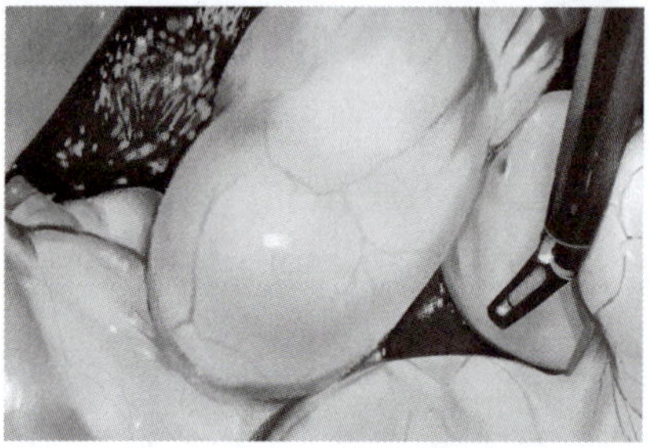

十、胆囊癌

（一）概述

胆囊癌（gallbladder carcinoma）是指起源于胆囊壁黏膜及其腺体和固有层的恶性肿瘤，是一种较为罕见但恶性程度较高的肿瘤。

（二）病因

1. 高胆固醇饮食 长期摄入高脂肪食物，如动物内脏、黄油、奶酪等，可能增加胆固醇在胆囊中沉积的风险，从而导致胆囊内黏膜发生慢性炎症，进而有可能引发胆囊癌。

2. 胆囊结石 胆囊内形成的固体结晶物质，这些结石长时间存在可能会导致胆囊黏膜发生慢性炎症，而慢性炎症可导致黏膜局部细胞的增殖和癌变。胆囊息肉也是胆囊癌的一个潜在风险因素。约 60% 的胆囊息肉为良性（假性息肉），但当胆囊息肉直径大于 10 毫米或存在危险因素时，容易出现癌变。

3. 慢性胆囊炎 长期存在的胆囊炎可能导致胆囊黏膜的损伤和再生，其中慢性胆囊炎中的胆囊黏膜上皮再生过程中，增生的组织发生癌变的可能性更大。

4. 寄生虫感染 某些胆管寄生虫感染，如肝吸虫、华支睾吸虫等，可引起胆囊炎，黏膜的慢性炎症刺激可能会增加胆囊癌发病的风险。

5. 其他疾病 肝硬化、胆总管结石、胆道感染、先天性胆囊囊肿、胆囊腺肌增生等都可能增加胆囊癌发生的可能性。

（三）常见表现

1. 腹部不适 胆囊癌常引起腹部不适，包括腹痛、腹胀、腹部灼热或隐痛等。这些症状常常与胆囊病变、炎症反应或瘤体直接刺激肌层有关。大多数的胆囊癌患者会表现出右上腹痛，若病灶较大，还可能在右上腹触及肿块。

2. 胆囊区肿块 当胆囊癌进展到一定程度时，可以在右上腹触及肿块。肿块通常较大，质地坚实，早期无痛感，后期可有压痛。

3. 黄疸 胆囊癌阻塞胆总管或肝总管时，可出现黄疸，表现为皮肤巩膜黄染、尿液变深和粪便变白。

4. 消化道症状 胆囊癌患者可能出现恶心、呕吐、食欲减退等症状。当胆囊癌阻塞胆管时，胆汁无法正常流入肠道，会导致恶心和呕吐的症状。胆囊癌患者常出现无明显原因的消瘦和食欲减退，这是因为肿瘤影响了消化道功能，导致身体无法摄取足够的营养。

5. 贫血 胆囊癌可以引起贫血，主要是因为肿瘤消耗导致营养吸收障碍等。

（四）治疗方法

胆囊癌的治疗方法通常包括手术治疗、辅助化疗、放射治疗和靶向治疗等，具体内容如下。

1. 手术治疗 手术是治疗胆囊癌的首选方法，特别适用于早期胆囊癌患者。胆囊癌对放射治疗、化学治疗均不敏感，手术切除可能使患者获得长期存活或治愈。通过胆囊切除术可以彻底切除患者的胆囊和周围受累组织，以达到治疗的目的。

（1）如肿瘤位于胆囊脏侧且未穿透浆膜，可考虑仅做胆囊切除。若肿瘤位于胆囊底部或肝侧胆囊床，应做胆囊床旁肝组织切除，并做术中冰冻切片确保切缘阴性。

（2）位于胆囊管的肿瘤，因其有可能较早出现胆总管周围、肝动脉或门静脉旁的淋巴结转移的可能，应综合判断是否行根治性的淋巴结清扫。

（3）若行胆囊癌根治术，其根治范围可考虑在胆囊切除的基础上，楔形切除 2 ~ 3 厘米深的胆囊窝肝脏组织、清除肝十二指肠周围的淋巴结。

（4）若行扩大胆囊癌根治术，一般包括胆囊切除，同时可能需进行肝组织楔形广泛切除或右肝部分切除术。

（5）若肿瘤已经侵犯到肝总管、胆总管、结肠和胃十二指肠等，可考虑扩大切除相应受侵脏器，并连同周围的脂肪淋巴组织做整块切除。

（6）若无法根治性切除肿瘤，但存在胆管梗阻等情况，可行姑息性内、外引流术，以提高生活质量。

2. 辅助化疗 对于无法手术切除或已扩散的胆囊癌患者，辅助化疗是常用的治疗方式。化疗药物如紫杉醇、顺铂等可用于杀死肿瘤细胞，减少肿瘤的大小和数量，尽量延缓病情进展。

3. 放射治疗 放射治疗通常与手术切除或化学治疗联合使用，以提高治疗效果。对于手术没有切除干净的患者，放射治疗可用于杀死癌细胞。当癌变发生了转移，放射治疗可用于治疗转移灶，同时可以用于骨转移患者的镇痛。

4. 靶向治疗 靶向治疗是一种利用特定的药物或治疗方法直接针对胆囊癌细胞的特定变异点或生长信号途径的治疗方式。靶向治疗可以抑制癌细胞的生长和扩散，同时减少对正常细胞的伤害。

（五）术前准备

1. 全面评估 患者应该咨询医生进行全面评估，以确定最佳的手术方式。

2. 必要检查 安排必要的检查项目，包括血常规、尿常规、CT或MRI、X线、心电图、肝功能试验、肿瘤标志物检测等，以便于为手术做好充分准备。胆囊癌患者的血液检查中糖类抗原19-9的水平可能升高，B超检查、CT检查可显示直接征象如胆囊壁增厚、胆囊腔内肿块；间接征象如胆管扩张、淋巴结肿大，可能合并结石，远处肝转移，肿瘤在腹腔内的播散、肿瘤直接侵犯周围组织以及腹水的出现。若胆囊区域显示出高度强化肿块，并伴有边界不清晰的肿块或实质性软组织块且有较窄的低密度带，则应首先考虑为胆囊癌。

3. 疾病处理 如果患者有糖尿病、心脏病等，应在术前做好相关的预处理工作。

（六）术后注意事项

1. 伤口护理 术后应保持伤口干燥清洁，防止感染。每天进行伤口换药，并及时观察伤口是否出现红肿、渗液或发热等异常情况。

2. 饮食调理 术后患者需要遵循医嘱在一段时间内进行低脂、低盐饮食。多食用鱼类、豆制品、新鲜蔬菜和水果，减少高脂肪食物的摄入，以利于身体恢复。

3. 药物使用 根据医生的建议，患者术后可能需要服用抗生素、镇痛药以及胆汁酸结合剂等药物来控制疼痛、预防感染和帮助胆汁消化。

十一、急性胰腺炎

（一）概述

急性胰腺炎（acute pancreatitis）是一种常见的消化系统疾病，具有突发性和病情多变的特点。其主要特征是胰腺的急性炎症反应，可导致胰腺组织水肿、出血甚至坏死。急性胰腺炎的预后与疾病的严重程度以及是否伴有并发症密切相关。轻症患者通常预后较好，而重症患者疾病进程凶险，死亡率较高，并可能会留下胰腺功能不全的后遗症。

（二）病因

1. 饮食因素 高脂饮食、高蛋白饮食等不良饮食习惯会增加胰腺的负担，导致胰酶大量分泌，进而引发胰腺炎症。暴饮、暴食、过度摄入高脂饮食也是急性胰腺炎的常见诱因。

2. 酒精摄入 过量酒精摄入会引起胰腺的炎症反应。酒精会损伤上皮细胞和胰腺组织，导致胰酶的自我激活，从而引发胰腺炎。

3. 胆道疾病 胆道疾病是急性胰腺炎最常见的病因之一。胆石症、胆道感染、胆管结构异常等因素可以导致胆汁淤积，引起胰腺的炎症反应。

4. 感染因素 某些感染性疾病，如病毒性肝炎、风疹、麻疹等，也可能引起胰腺的炎症反应。

5. 药物因素 某些药物如氨基水杨酸类药物、磺胺类药物等，长期使用或大剂量使用可能引发胰腺炎。

6. 其他因素 高脂血症、高钙血症、主动脉夹层、创伤等也可能导致急性胰腺炎。

（三）常见表现

1. 急性腹痛 疼痛通常突然发作，程度剧烈，难以忍受。疼痛部位多位于左上腹或中上腹，有时可波及全腹，甚至放射至腰背部。疼痛性质多样，可为钝痛、绞痛、钻痛或刀割样痛，且呈持续性，阵发性加剧。这种疼痛在饱餐或饮酒后尤为明显，弯腰抱膝可稍缓解疼痛。

2. 胃肠道不适 患者在病情发作后较早出现恶心、呕吐等症状。呕吐物多为胃内容物，有时可伴有胆汁或咖啡渣样物质。呕吐后腹痛并未减轻，反而因呕吐导致脱水加重。此外，患者还可能出现腹部膨胀感，甚至可能出现麻痹性肠梗阻的症状。

3. 发热 多数患者会出现发热症状，发热程度因病情而异，多表现为中度发热（体温 $<$ 38.5℃），少数患者会出现高热。通常，发热与胰腺炎症的严重程度相关，若发热持续时间较长或逐日升高，可能提示存在继发感染的风险，如胰腺脓肿或胆管感染等。

4. 低血压及休克 这是急性胰腺炎的严重并发症之一，多见于重症胰腺炎患者。低血压及休克的发生通常与胰腺大片坏死、有效血容量不足以及周围循环衰竭有关。患者可出现焦躁不安、皮肤苍白、湿冷等症状，严重时可危及生命。

5. 水电解质紊乱 炎症促使胰腺分泌大量炎性渗出物，同时呕吐、腹泻等因素导致体液丢失过多，患者可能出现不同程度的脱水和低血钾症状。频繁呕吐还可导致代谢性碱中毒，重症病例还可能出现明显脱水、代谢性酸中毒和低钙血症等情况。

（四）治疗方法

1. 非手术治疗

（1）禁食：立即停止进食并接受静脉输液治疗，以减少胰腺分泌。禁食能够通过减少食物刺激而降低胰腺分泌，从而减轻炎症反应。

（2）腹腔灌洗：通常采用经皮穿刺方式，在影像引导下将无菌液体注入腹腔内，反复冲洗后抽出。此方法有助于移除腹腔内的坏死组织及感染性渗出物，防止细菌进一步繁殖和毒素吸收，对控制重症急性胰腺炎并发症有积极作用。

（3）抗生素治疗：需由医生根据患者病情选择合适的抗生素，并指导其按时服用。抗生素能够抑制或杀死引起感染的细菌，防止继发感染。

（4）胰酶替代疗法：包括口服或注射高活性、耐酸碱的外源性胰酶制剂，如复方消化酶胶囊，按医嘱定期服用。补充缺失的胰酶有助于改善消化功能障碍，缓解不适症状。

（5）营养支持治疗：提供易于消化吸收且富含维生素、微量元素等营养素的食物或专门配制的营养品。充足的营养摄入可促进机体修复受损器官组织、增强免疫力以对抗病原体入侵。

2. 手术治疗 主要针对各种并发症，如胰腺周围脓肿、胰腺假性囊肿等。手术的基本措施是坏死组织的清除和局部灌洗引流治疗，术后通过持续灌洗和冲洗达到祛除坏死组织的目的。

（五）术前准备

1. 完善检查 进行胰腺的 CT 扫描、血尿淀粉酶检查等，以评估患者病情明确病变程度和范围。

2. 脏器功能评估 评估患者心、肝、肺、肾等重要脏器功能，判断患者是否能够耐受手术治疗。

3. 术前禁食 术前需要禁食、禁水，并给予胃肠减压，以减少胰腺分泌和胃肠道内的压力。

4. 清洁肠道 进行肠道清洁处理，以减少术后感染的风险。

5. 补液抗炎 术前进行补液和抗感染治疗，以纠正水电解质紊乱和预防感染。

（六）术后注意事项

1. 保持引流管通畅 术后应保持引流管通畅，定期观察引流物的性状和量，以便及时发现并处理可能的并发症。

2. 伤口护理 注意伤口的清洁和消毒处理，避免感染。若伤口出现红肿、刺痛等不适症状，应及时就医处理。

3. 适当活动 术后适当下床活动，可以促进胃肠道蠕动和血液循环，预防血栓的形成。不过，要避免剧烈运动和过度劳累。

4. 饮食调理 术后饮食应遵循医嘱，逐渐从流质饮食过渡到半流质和软食。避免摄入油腻、辛辣等刺激性食物，以免加重胰腺负担。

5. 定期复查 术后应定期复查，了解身体的恢复情况，以便及时调整治疗措施。

十二、胰腺假性囊肿

（一）概述

胰腺假性囊肿（pancreatic pseudocyst）是胰腺局部组织因血液、胰液外渗以及胰腺自身消化而出现坏死崩解物聚集，不能吸收而形成的一种囊性结构，囊壁由炎性纤维结缔组织构成，囊内无胰腺上皮层衬垫。胰腺假性囊肿多继发于急慢性胰腺炎和胰腺损伤，是胰腺炎的一种常见局部并发症。

（二）病因

1. 急性胰腺炎 急性胰腺炎导致的炎症和胰液外渗是形成假性囊肿的主要原因。在国内，胆石诱发的急性胰腺炎占多数，而欧美国家则以酒精性急性胰腺炎更为常见。

2. 慢性胰腺炎 在慢性胰腺炎的基础上，胰管梗阻或破裂也可能导致假性囊肿的形成。慢性胰腺炎的主要病因包括胆石、酗酒与损伤，较少见于高脂血症、原发性甲状旁腺功能亢进导致的高钙血症等。

3. 胰腺损伤 胰腺受到外力损伤后，血液和胰液外渗，也可能形成假性囊肿。

4. 其他因素 如寄生虫寄生（如蛔虫、包囊虫）、糖尿病导致的胰腺血管病变等，也可能诱发胰腺假性囊肿。

（三）常见表现

1. 急性症状 发热、上腹部胀痛和压痛、肿块、腹胀、胃肠道功能障碍等。严重时可能出现多种并发症，如囊肿破裂、出血、感染等。

2. 慢性症状 持续性或反复上腹痛，呈钝痛或胀痛、脂肪泻、体重减轻、糖尿病表现等，以及因胰腺病变压迫导致的慢性黄疸、肝功能异常、脾大，甚至消化道出血等症状。

（四）治疗方法

胰腺假性囊肿的治疗方法包括保守治疗、内镜治疗、经皮穿刺引流和手术治疗等，具体选择需综合考虑囊肿的大小、位置、症状以及患者的整体健康状况等因素。

1. 保守治疗 适用于囊肿较小、无症状或症状轻微的患者。通过调整饮食结构，如避免高脂、高蛋白饮食，以减少对胰腺的刺激，并积极治疗原发病（如控制胰腺炎）。定期复查，观察囊肿大小、形态等变化。部分小囊肿可能会自行吸收。

2. 内镜治疗 适用于囊肿与主胰管相通等情况。借助内镜技术，将支架植入囊肿与消化道之间，使囊肿内的液体引流到消化道内。这种方法创伤小、恢复快，但对操作技术要求较高，且存在一定的并发症风险。

3. 经皮穿刺引流 对于较大的囊肿，经皮穿刺引流是一种选择。在超声或 CT 引导下，将穿刺针插入囊肿内，引出囊液。此方法操作相对简单，但可能会引起感染、胰瘘等并发症。单纯穿刺引流后囊肿复发率相对较高，因此有时需要配合其他治疗方法。

4. 手术治疗 当囊肿较大、出现压迫症状、经保守治疗无效或怀疑有恶变时，可考虑手术治疗。手术方式包括囊肿切除术、囊肿内引流术等。手术治疗效果确切，但创伤较大，术后恢复时间较长。

十三、胰腺癌

（一）概述

胰腺癌（pancreatic cancer）是一种恶性程度极高的肿瘤，起源于胰腺导管上皮及腺泡细胞。胰腺是位于胃和脊柱之间、深藏于腹部深处的腺体，其病变往往难以早期发现。胰腺癌主要分为胰头癌和胰体尾部癌，其中胰头癌较为常见，占 70%～80%。近年来，胰腺癌的发病率持续上升。老年患者发病风险显著高于年轻人，同时，胰腺癌发病年龄也呈现出年轻化趋势。胰腺癌以其高恶性度和快速进展的特点，加之早期症状的非特异性，导致多数患者在确诊时已处于中晚期，预后较差，多数患者确诊后的生存期仅为 1 年左右。因此，胰腺癌也被称为“癌中之王”。

（二）常见病因

1. 遗传　家族遗传是胰腺癌的高危因素，约有 10% 的胰腺癌患者具有家族遗传性。如果一级亲属中有胰腺癌患病史，那么其患胰腺癌的概率会显著增加。此外，特定的基因突变，如 *BRCA1*、*CDKN2A*、*TP53*、*MLH1* 等，也与胰腺癌的发病紧密相关。

2. 不良饮食习惯　经常摄入高脂肪、高蛋白食物，如红烧肉、东坡肉等，容易引起胰腺消化液分泌异常，进而增加患胰腺癌的风险。建议保持均衡饮食，多食用白菜、菠菜等蔬菜。

3. 嗜酒　酒中含有大量乙醇，可能引发胰腺炎，对胰腺造成不良刺激，从而增加患胰腺癌的风险。建议及时戒酒，可以选择蜂蜜水、温水等温和饮品代替。

4. 长期吸烟　香烟中的尼古丁容易影响胰腺的正常功能，增加癌变的风险。建议尽早戒烟，并适当进行慢走、爬山等运动。

5. 慢性胰腺炎　慢性胰腺炎若未得到及时治疗，可能导致胰腺组织损伤。长时间的炎症刺激容易引发胰腺癌。建议遵医嘱进行治疗，可以使用青霉素 V 钾片、胰酶肠溶胶囊、头孢地尼分散片等药物。

（三）常见表现

胰腺癌的症状多种多样，具体表现取决于肿块的位置、病程的早晚等因素。

1. 腹痛 腹痛是胰腺癌的常见症状之一。部分患者早期仅表现为上腹部隐痛、胀痛，随着病情逐渐进展，疼痛常转变为持续性、进行性中上腹痛或腰背痛，夜间疼痛明显，仰卧位时疼痛加重，弯腰可略缓解，且疼痛程度加剧，持续时间延长。

2. 消化不良 大部分患者有消化不良、食欲减退的症状，严重时可发生脂肪泻。

3. 黄疸 黄疸是胰腺癌的重要症状之一，随着胰腺癌进展造成胆道梗阻，患者可表现为皮肤或巩膜黄染，大便颜色变浅，呈白陶土色，并可伴有皮肤瘙痒。

4. 消瘦 疾病初期患者可以表现为乏力、消瘦，随着病程进展，可能进展至恶病质状态，表现为极度消瘦，生活不能自理。

5. 糖尿病症状 约有50%的患者可能出现血糖升高、口渴、多饮、多尿、体重减轻等症状。

6. 其他消化道症状 如恶心、呕吐、便秘或腹泻。若肿瘤压迫十二指肠，还可出现消化道出血甚至梗阻。

7. 血管血栓性疾病 约10%～20%的胰腺癌患者可能会出现游走性或多发性血栓性静脉炎，有时甚至作为首发症状。这些血栓可能出现在患者的四肢或内脏，导致局部疼痛、肿胀、发红、发热等症状。

8. 精神症状 部分胰腺癌患者可能会出现焦虑、急躁、忧郁、个性改变等精神症状，可能与肿瘤分泌的激素或其他物质有关，也可能与患者身体不适、疼痛、营养不良等因素有关。

中上腹饱胀不适、腰背部酸痛、血糖增高、眼睛发黄等症状在早期容易混淆且缺乏特异性，高危人群应主动进行筛查。

（四）治疗方法

胰腺癌的治疗方法主要包括手术切除、化学治疗、放射治疗和免疫治疗等。具体治疗方法的选择应综合考虑病情和个体差异。

1. 手术切除 手术切除是胰腺癌的首选治疗方法，尤其是早期胰腺癌。手术方式包括胰十二指肠切除术、胰体尾切除术等，术后可能需要进行放射治疗或化学治疗等辅助治疗。

2. 化学治疗 化学治疗是胰腺癌的重要辅助治疗方法，可以有效控制癌细胞的生长和扩散，延长生存期。常用的化疗药物包括吉西他滨、氟尿嘧啶等。

3. 放射治疗 放射治疗是利用放射线消灭癌细胞的一种局部治疗方法。胰腺癌的放射治疗通常与化学治疗联合使用，可以缩小肿瘤，减轻疼痛等症状。

4. 免疫治疗 免疫治疗是一种新兴的治疗方法，通过激活患者自身的免疫系统来攻击癌细胞。目前，免疫治疗在一些胰腺癌患者中已经取得了显著疗效。

胰腺癌的治疗需要多学科综合诊治。临床上，多个科室的医生会根据每个患者的具体情况，通过多学科讨论和协作，为患者制定个体化的综合治疗方案。

（五）术前准备

胰腺癌术前的准备工作至关重要，具体包括以下内容。

1. 完善相关检查 了解患者全身情况，如心肺功能、肝功能、肾功能，以及是否存在贫血、低蛋白血症、电解质紊乱、血糖升高等情况。如有异常，应及时纠正，以提高患者的手术耐受性。

2. 影像学检查 通过腹部 CT、B 超和 MRI 等检查，了解病灶与邻近器官的关系，判断病灶是否侵犯血管，是否蔓延到邻近器官等，以便制定手术方案。

3. 黄疸处理 如果术前黄疸严重，可通过引流胆汁的方式促进黄疸消退。待肝功能恢复后，再进行胰腺手术，以保证手术安全。

（六）术后注意事项

1. 营养支持 术后营养支持极为重要。术中常规放置空肠营养管，术后早期可通过营养管向空肠内输注营养液，以改善患者营养状况，同时保护胃肠道功能。术后可逐步过渡到正常饮食，但需注意清淡、易消化，避免油腻、辛辣、熏烤、腌制等刺激性食物。

2. 定期复查 术后需要定期复查，观察有无腹腔内淋巴结肿大，以及肝脏等腹腔其余脏器有无转移灶。复查项目包括影像学检查、血清标志物检测等。

3. 并发症预防 术后需密切观察各个管道引流的量及性状，预防胰瘘、腹腔内出血等并发症。如果出现胰瘘，患者应及时告知手术医生。

4. 适当运动 术后适当运动，有助于恢复肠道功能，但不可过度锻炼，运动时间和强度应逐渐增加。

总之，胰腺癌是一种高度恶性的肿瘤，但通过合理的预防、筛查、治疗和康复，可以延长生存期，提高生活质量。中老年人尤其需要关注胰腺健康，定期进行体检，积极调整生活习惯，以降低患胰腺癌的风险。

十四、壶腹周围癌

（一）概述

壶腹周围癌（periampullary carcinoma）是生长在乏特氏壶腹、十二指肠乳头、胆总管下端、胰管开口处以及十二指肠内侧壁的恶性肿瘤的总称。其发病年龄多在 40 至 70 岁，男性患者居多。该病在癌肿较小时即可引起胆总管和主胰管的梗阻，导致患者早期即出现黄疸等症状。

（二）病因

1. 饮食因素 长期不良的饮食习惯，如高脂、高胆固醇饮食，可能增加患壶腹周围癌的风险。

2. 饮酒 过量饮酒可能对壶腹周围的黏膜造成损伤，进而引发癌变。

3. 环境因素 某些环境污染物可能增加患壶腹周围癌的风险。

4. 胆管结石或慢性炎症 胆管结石或慢性炎症的长期刺激可能诱发壶腹周围癌。

5. 遗传因素 家族性腺瘤样息肉病、遗传性非息肉病性结直肠癌等遗传性疾病的患者，发生壶腹周围癌的概率较高。

（三）常见表现

1. 黄疸 黄疸是壶腹周围癌的早期症状之一，通常随着疾病的发展逐渐加重。黄疸可能呈现波动性，并伴有皮肤瘙痒。

2. 腹痛 表现为中上腹部疼痛，早期即可出现，并随疾病发展逐渐加重。疼痛性质多为钝痛，有时可放射至背部。腹痛常于进食后、傍晚或夜间加重。

3. 间歇性寒战及发热 由于肿瘤破溃、胆汁淤积和胆道感染，患者可能出现短暂性的高热伴畏寒。

4. 消化道症状 主要表现为食欲减退、消化不良、体重下降等。晚期由于肿瘤侵犯消化道血管，可能出现黑便，并伴有继发性贫血。

5. 肝及胆囊增大 通常由胆汁淤积或肿瘤压迫胆管所引起。肝质地通常较硬，表面光滑。少数患者可能会因为长期黄疸而出现胆汁性肝硬化、脾大等症状。

（四）治疗方法

1. 手术治疗 手术是壶腹周围癌的主要治疗方法，包括胰十二指肠切除术、胆总管空肠吻合术等。早期壶腹周围癌手术治疗效果较好，有助于提高患者的生存率。

2. 放射治疗 放射治疗可作为壶腹周围癌的辅助治疗方法，通过放射线杀死肿瘤细胞。对于术后残留的肿瘤或无法手术的患者，放射治疗有助于控制肿瘤生长。

3. 化学治疗 化学治疗是壶腹周围癌的全身性治疗方法之一，化疗药物可以通过血液循环到达全身各处，杀死肿瘤细胞。对于晚期壶腹周围癌或术后复发转移的患者，化学治疗有助于延长患者的生存期。

4. 靶向治疗 针对肿瘤细胞特定靶点的治疗方法。壶腹周围癌的治疗靶点包括 EGFR、VEGF 等，针对这些靶点的药物可以抑制肿瘤细胞的生长和扩散。

5. 免疫治疗 壶腹周围癌的免疫治疗药物包括 PD-1/PD-L1 抑制剂、CTLA-4 抑制剂等，这些药物有助于提高患者的免疫功能，增强免疫细胞对肿瘤细胞的攻击能力。

十五、甲状腺癌

（一）概述

甲状腺癌（thyroid carcinoma）是一种常见的内分泌系统恶性肿瘤，主要起源于甲状腺滤泡上皮细胞。其发生和发展受多种因素影响，且临床表现具有多样性。通过综合治疗，多数甲状腺癌患者可获得较好的预后。

（二）病因

1. 遗传因素 甲状腺癌具有一定的家族遗传性。若家族中有甲状腺癌患者，尤其是直系亲属患病，家族成员患甲状腺癌的风险会增加。这种遗传倾向可能与特定的基因突变或遗传多态性有关。

2. 不良生活习惯 如缺乏运动、吸烟、过度饮酒和过量摄入咖啡因等，这些不良习惯可能通过影响内分泌系统、免疫系统等，间接增加甲状腺癌的发病风险。

3. 内分泌因素 甲状腺激素水平过高可能刺激甲状腺细胞增生，进而增加甲状腺癌的发病风险。此外，雌激素受体和孕激素受体表达过高也被认为是导致甲状腺癌发病的重要因素之一。

4. 碘摄入异常 碘是合成甲状腺激素的重要原料，碘的摄入量对甲状腺健康至关重要。碘缺乏可能导致甲状腺肿大，而长期碘摄入过量则可能刺激甲状腺过度增生，进而增加甲状腺癌的发病风险。然而，高碘摄入与甲状腺癌的具体关系可能因地区、人群和碘摄入量的不同而有所差异。

5. 电离辐射 长期暴露在X线、CT扫描等医疗辐射下，或职业暴露于放射性物质，都可能增加甲状腺癌的发病风险。特别是儿童时期接受过头颈部放射治疗的个体，成年后患甲状腺癌的风险显著升高。

（三）常见表现

1. 甲状腺肿大或结节 多数患者的首发症状是甲状腺肿大或在颈部甲状腺位置发现肿块，这种肿块会随着吞咽动作上下移动。

2. 呼吸困难 随着肿块逐渐增大，可能压迫气管，导致呼吸障碍。

3. 吞咽困难 肿块可能浸润或压迫食管，导致吞咽困难。

4. 疼痛感 当颈部受到侵犯时，患者可能出现肩部、枕部、耳部等部位的疼痛感。

5. 其他症状 如消瘦、乏力、声音嘶哑等。这些症状可能在疾病进展到晚期时更为明显。

（四）治疗方法

甲状腺癌的治疗方法主要包括手术治疗、甲状腺素治疗、化学治疗、放射治疗等，具体方案需根据患者的病理类型、年龄、临床分期以及是否存在其他并发疾病等多方面因素进行综合考虑。

1. 手术治疗 是甲状腺癌的主要治疗方法。通过手术可以有效地切除肿瘤组织，控制病情进展，进而提高患者的生活质量。手术方式包括甲状腺全切术、甲状腺次全切术等。

2. 甲状腺素治疗 通过抑制垂体分泌促甲状腺素，阻断促甲状腺素对甲状腺组织的作用，有效抑制甲状腺组织的增生和癌组织的生长。对于分化型甲状腺癌患者，术后正确应用甲状腺素可以显著降低局部复发率和远处转移率。

3. 化学治疗 主要用于治疗未分化癌、某些迅速进展或远处转移的髓样癌，以及碘-131治疗无效的分化型甲状腺癌。常用的化疗药物包括表柔比星、顺铂、紫杉醇等。

此外，放射性核素治疗、放射外照射治疗等也是甲状腺癌的治疗手段，但需根据患者病情和医生建议选择。

（五）术前准备

1. 全面身体检查 包括血液检查（如血常规、肝功能、肾功能、电解质等）、心电图检查、甲状腺功能检查（三碘甲状腺原氨酸、甲状腺素、促甲状腺素等）、甲状腺超声检查等。这些检查有助于医生了解患者的整体健康状况和甲状腺结节的性质。

2. 饮食调整 术前饮食应以清淡、易消化为主，避免生冷、辛辣、油腻及刺激性食物。建议选择流食或半流食，如蔬菜泥、小米粥、鸡蛋羹等。

3. 药物管理 术前两周内应避免服用可能影响血小板功能的药物，如阿司匹林、氯吡格雷等。如患者正在服用其他药物，应提前告知医生。

4. 心理准备 患者及家属应与医生充分沟通，了解手术目的、过程及术后注意事项等，以减轻恐惧心理。

5. 其他准备 如存在高血压等疾病，应积极配合医生控制血压。吸烟者应在术前禁烟两周以上，以降低术后肺部感染的风险。同时，患者应提前练习头低颈过伸的手术体位，以适应手术过程中的体位要求。

（六）术后注意事项

1. 术后疼痛怎么办 甲状腺癌术后，患者可能会出现颈部切口部位疼痛。这可能与切口未愈合有关，如果手术过程中颈部淋巴结清扫的范围比较广，还可能会影响到一些皮神经，也会带来疼痛。疼痛比较剧烈时，可以使用口服镇痛药，如非甾体抗炎药（布洛芬、双氯芬酸钠等）或中效的镇痛药（如曲马多等）。

2. 术后恶心、呕吐怎么办 甲状腺癌术后恶心、呕吐的常见原因有麻醉药物刺激、胃肠功能紊乱、术后感染、应激性溃疡等，需要根据具体原因选择合适的治疗方法。

（1）麻醉药物刺激：甲状腺癌手术常需全身麻醉，麻醉药物可能刺激胃肠道，引发恶心、呕吐等不适症状。这属于麻醉后的常见反应，通常无需特殊治疗。随着麻醉药物的代谢，症状会逐渐缓解。

（2）胃肠功能紊乱：甲状腺癌术后，若患者饮食不当，如食用辛辣刺激的食物，可能会导致胃肠功能紊乱，从而引起恶心、呕吐等。建议患者在术后选择清淡饮食，如小米粥、面条等。必要时，患者可以在医生指导下口服双歧杆菌活菌等益生菌制剂。

（3）术后感染：术后若忽视伤口护理，可能会导致伤口部位感染细菌，可能引发发热、疼痛等全身不适症状。患者应在医生指导下使用阿莫西林、头孢等抗生素进行抗感染治疗。

（4）应激性溃疡：术后应激性溃疡可能导致胃肠道出血、腹痛、恶心、呕吐等症状。医生可能会给患者使用奥美拉唑、法莫替丁等抑酸药物进行治疗。

3. 什么时间能吃饭、喝水 术后 6 小时，若患者无恶心、呕吐且病情稳定，可先给予少量温水，若无呛咳或误咽，术后第一日可给予便于吞咽的微温流质饮食，以后逐步过渡到半流食和软食。忌热、硬、刺激性、肥腻、油炸食物，宜选择高维生素、清淡、易消化的饮食，可少食多餐。

出院后，甲状旁腺功能低下的患者应避免高磷食物，如牛奶等乳制品、动物内脏、冰激凌、麦片、豆制品、花生、杏仁、巧克力、葡萄干等。

4. 什么时间能翻身、坐起和下地 术后 6 小时无恶心、呕吐且病情稳定者可翻身侧卧或半卧位，这样有助于缓解疼痛，术后第一日早晨可下地活动。

5. 身上各种管子什么时候能拔掉 根据引流量，颈部引流管一般于术后第二日或第三日拔除。如果留置了导尿管，一般在术后第二天拔除。

6. 术后进行什么锻炼有助于康复

（1）康复锻炼 卧床期间应尽早在床上活动，促进血液循环和切口愈合。

头颈部在制动一段时间后，可逐步练习点头、仰头、头颈部伸展和左右旋转等活动，促进颈部功能恢复。对于行颈淋巴结清扫术的患者而言，由于手术过程中斜方肌可能受到不同程度损伤，待切口愈合后，应开始肩关节和颈部的功能锻炼，同时注意保持患肢高于健侧，以纠正肩下垂的趋势。此外，患者应特别注意加强双上肢的活动，可进行上肢屈伸锻炼及上肢肌肉收缩锻炼。康复锻炼应在医师指导下进行，至少持续至出院后 3 个月。

（2）日常管理 保持规律作息，保证充足的睡眠；劳逸结合，避免过度劳累；控制情绪，保持心情愉快，不焦虑、不悲观、不过激。遵医嘱服用甲状腺素药物，不得自行增减药量和更换药物。

（3）切口护理 保持切口清洁、敷料干燥，如有渗血、渗液应及时就医更换，以防感染。避免搔抓切口，愈合期间出现瘙痒属于正常现象，和新生神经纤维长入瘢痕有关。

十六、乳腺炎

（一）概述

乳腺炎（mastitis）是乳房组织的一种炎症性病变。其可发生于哺乳期妇女，也可发生于非哺乳期妇女，但哺乳期妇女更为常见。乳腺炎可能由多种因素引起，包括乳腺堵塞、细菌感染、外伤等，且临床表现多样。

（二）病因

1. 乳腺堵塞 当乳腺管内的乳汁不能顺畅流出时，可能导致乳腺管内压力增加，进而引发炎症。这种情况在哺乳期妇女中尤为常见。

2. 细菌感染 细菌通过乳头进入乳腺组织，可能导致感染性乳腺炎。常见的致病菌包括金黄色葡萄球菌等。

3. 外伤 乳房受到外力撞击或挤压，可能造成乳腺组织损伤，进而引发炎症。

4. 其他因素 如激素水平变化、免疫系统功能下降、乳头内陷、吸烟史（包括被动吸烟）等，也可能增加患乳腺炎的风险。

（三）常见表现

1. 乳房红肿 患者可能会感到乳房肿胀、发热，并伴有红肿的情况，皮肤发红。

2. 疼痛 乳房发炎通常伴有剧烈的乳房疼痛，可能在哺乳或触摸时加重。

3. 乳头溢液 患者可能会发现乳头有溢液，可能是白色或带有血丝的液体。

4. 乳汁减少 哺乳期妇女患乳腺炎时，哺乳量可能会下降。

5. 全身症状 如发热、寒战等，这是由于感染引起的体内炎症反应。

（四）治疗方法

1. 消除诱因 例如，通过排尽乳房中的乳汁，避免乳房受到外力损伤等措施，以消除引发乳腺炎的诱因。

2. 抗生素治疗 如果乳腺炎是由细菌感染引起的，医生通常会开具抗生素进行治疗。抗生素可以帮助消灭感染细菌，减轻炎症和疼痛。

3. 热敷或冷敷 热敷可以促进局部血液循环，减轻疼痛和肿胀；冷敷则可以用于外伤性乳腺炎，以减轻肿胀和疼痛。

4. 手术治疗 如果乳房出现脓肿或肿块，可能需要选择手术治疗。手术方式包括脓肿切开引流、肿块切除术等。

十七、乳腺肿瘤

（一）概述

乳腺肿瘤是乳腺组织细胞异常增生形成的肿块，有的是良性的，有的是恶性的。良性乳腺肿瘤通常生长缓慢，边界清晰，不会侵犯周围组织或转移至其他部位；而恶性乳腺肿瘤（如乳腺癌）则可能迅速生长，侵犯周围组织，并通过淋巴或血液系统转移至身体其他部位。

（二）病因

1. 遗传因素 有乳腺癌家族史的人群患乳腺肿瘤的风险较高。

2. 内分泌因素 体内激素水平的变化，尤其是雌激素和孕激素水平的失衡，可能促进乳腺肿瘤的发生。

3. 生活方式 缺乏运动、肥胖、长期大量饮酒、吸烟等不良生活习惯可能增加患乳腺肿瘤的风险。

4. 环境因素 长期接触某些化学物质、放射线等环境因素也可能与乳腺肿瘤的发生有关。

（三）常见表现

1. 乳房肿块 乳房内出现无痛性肿块是乳腺肿瘤最常见的症状。肿块形态可能呈圆形、椭圆形或不规则形，质地可能表现为较硬或韧。

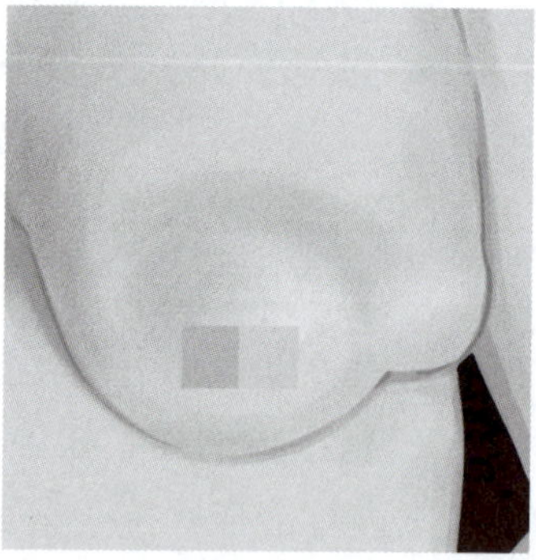

2. 乳头溢液 非哺乳期乳头出现血性、浆液性或水样溢液，可能是乳腺肿瘤的征兆。

3. 乳房皮肤改变 乳房皮肤可能出现凹陷、水肿、橘皮样变或卫星结节等改变。

4. 乳头改变 乳头可能出现内陷、回缩或抬高等改变，这些改变可能与肿瘤的牵拉或侵犯有关。

5. 腋窝淋巴结肿大 部分乳腺肿瘤患者可能出现腋窝淋巴结肿大的症状。

（四）治疗方法

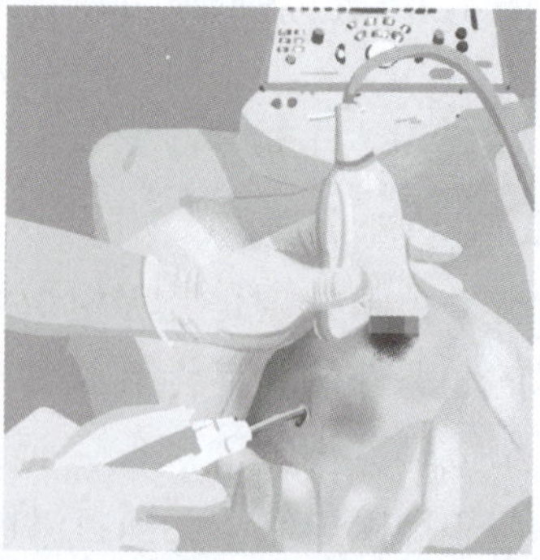

乳腺肿瘤的治疗方法包括手术、放射治疗、化学治疗、内分泌治疗和靶向治疗等，具体方案需根据患者的病理类型、临床分期以及身体状况等因素综合考虑。

1. 手术治疗 手术切除是乳腺肿瘤的主要治疗方法之一。良性肿瘤可选择局部切除或腺瘤单纯切除术；恶性肿瘤则可能需要进行乳房切除术或保乳手术，并根据情况选择腋窝淋巴结清扫或前哨淋巴结活检。乳腺肿瘤的术前准备包括乳腺超声、钼靶 X 线摄影、磁共振成像等检查，以明确肿瘤的性质、大小和位置。术后注意事项除常规事项外，应尽早进行上肢功能锻炼，以促进血液循环和淋巴回流，减少上肢水肿的发生风险。

2. 放射治疗　放射治疗主要用于恶性肿瘤术后辅助治疗，以降低局部复发风险；对于不能手术的患者，放射治疗也可作为局部控制肿瘤的手段。

3. 化学治疗　化学治疗通过使用化学药物杀死或抑制癌细胞的生长，可用于术前缩小肿瘤体积，也可用于术后预防复发和转移。

4. 内分泌治疗　内分泌治疗主要通过调节体内激素水平来抑制肿瘤细胞的生长，适用于雌激素受体（estrogen receptor）或孕激素受体（progesterone receptor）阳性的乳腺癌患者。

5. 靶向治疗　靶向治疗针对肿瘤细胞的特定靶点进行干预，以抑制肿瘤细胞的生长和转移。

第四节　骨科常见疾病术前须知

一、髋关节相关疾病

（一）概述

髋关节是人体最大的关节之一，连接大腿骨（股骨）与骨盆（髋骨）。髋关节相关疾病种类繁多，包括骨关节炎、髋部骨折、股骨头坏死、滑膜炎等，这些疾病可能导致髋关节疼痛、僵硬、活动受限等症状，严重影响患者的生活质量。

（二）病因

1. 退行性变 随着年龄的增长，关节软骨逐渐磨损，导致骨关节炎等退行性疾病。

2. 外伤 如跌倒、车祸等意外伤害可能导致髋部骨折或关节脱位。

3. 缺血 股骨头血液供应不足可能导致股骨头坏死。

4. 感染 细菌、病毒等微生物感染可能引起髋关节炎或滑膜炎。

5. 遗传与发育 先天性髋关节发育不良、遗传性疾病等也可能导致髋关节相关疾病。

（三）常见表现

1. 疼痛 髋关节疼痛是最常见的症状，疼痛部位可能位于髋关节前侧、外侧、内侧，甚至会蔓延至腹股沟、臀部或大腿等区域。疼痛可能在活动时加剧，休息后逐渐缓解。

2. 僵硬 髋关节僵硬意味着关节活动范围受限，可能由于内部炎症、感染、肌肉痉挛或关节粘连等原因引起。

3. 活动受限 髋关节出现问题可能影响正常活动，如屈曲、伸展、内旋、外旋等动作。患者可能出现步态异常、无法跷二郎腿等症状。

4. 弹响 活动髋关节时可能伴有“咔哒”声或“嘎吱”声等异常声音，即弹响髋。这可能由软骨损伤、关节囊松弛或肌肉肌腱摩擦等原因引起。

5. 肿胀与变形 部分髋关节疾病可能导致关节肿胀、变形，影响外观和功能。

（四）治疗方法

1. 非手术治疗

（1）休息与冷敷：对于轻度疼痛患者，适当休息并配合冷敷可以缓解症状。

（2）药物治疗：口服或外用药物有助于缓解疼痛和消炎。常用药物包括非甾体抗炎药、抗生素等。

（3）物理治疗：如超声波、电疗、按摩等，可促进局部血液循环，进而缓解疼痛。

（4）康复训练：针对特定的疼痛原因，开展针对性的康复训练，以增强髋关节周围肌肉的力量和稳定性。

2. 手术治疗

（1）关节镜手术： 对于严重的髋关节炎或滑膜炎，关节镜手术是一种有效的治疗方法。通过小的切口将摄像镜头和手术器械插入关节内，可以清理病变组织，减轻疼痛。

（2）截骨术： 对于因发育不良或外伤导致的髋关节疼痛，截骨术可能是一种有效的治疗方法。通过调整股骨头的位置，可以减轻对关节的压力，缓解疼痛。

（3）人工关节置换： 对于严重的骨关节炎或股骨头坏死，人工关节置换是一种常用的治疗方法。通过置换病变的股骨头和髋臼，恢复关节的正常功能，缓解疼痛。

（五）术后注意事项

1. 回病房前，在术区铺好尿垫，以防止尿液污染术区。

2. 对患者进行心电监护，并给予吸氧 6 小时，同时密切观察生命体征。术后 2 小时内保持清醒状态，呕吐时将头偏向一侧，以防呕吐物误吸。

3. 全身麻醉患者通常不需要采取去枕平卧位。

4. 腰麻患者需要采取去枕平卧位，防止颅内压降低，导致头痛，去枕平卧 6 小时后，逐渐垫高头部，避免引起误吸。

二、颈椎退变性病变

（一）概述

颈椎退变性疾病是指颈椎结构和功能的逐渐退化，这是一种常见的衰老过程，但也可能因不良生活习惯、长期低头工作等因素而加速。颈椎退行性变主要涉及颈椎间盘退变、颈椎骨质增生、颈椎小关节紊乱以及颈椎项韧带退变，这些变化可导致颈椎的稳定性下降，进而诱发颈椎病。

（二）病因

1. 年龄因素 随着年龄增长，颈椎的椎间盘和关节软骨会逐渐失去水分和弹性，导致颈椎的退行性改变。

2. 遗传因素 研究发现，特定基因变异与颈椎退变性疾病的发生有关。

3. 不良生活习惯 长期低头伏案工作、体态不良、缺乏锻炼等都会增加颈椎的压力，加速颈椎退行性病变。

4. 颈部外伤 车祸、跌倒等外伤可能导致颈椎结构和功能受损，进而加速退行性改变。

（三）常见表现

1. 颈部疼痛和僵硬 这是最常见的症状，可能会影响颈部的活动范围。

2. 头痛 尤其是后脑勺疼痛，可能放射至头部其他部位。

3. 上肢麻木和无力 颈椎退变压迫神经时，可导致上肢出现麻木、刺痛或无力感。

4. 手指灵活性下降 可能会出现手指笨拙、难以完成精细动作的情况。

5. 头晕和眩晕 颈椎问题可能影响血液循环，导致头晕或眩晕。

6. 视力问题 颈椎退变压迫椎动脉可能影响眼部供血，导致视力模糊或其他视觉障碍。

7. 平衡问题 颈椎问题可能影响身体的平衡感，导致站立或行走不稳。

（四）治疗方法

颈椎退变性疾病的治疗方法主要包括保守治疗和手术治疗。

1. 保守治疗

（1）改善生活方式：保持正确的坐姿和站姿，避免长时间保持低头姿势，选择合适高度的枕头，以维持颈椎正常的生理曲度。同时，进行适度的颈部锻炼，增强颈部肌肉力量，以减轻颈椎的压力。

（2）物理治疗：如热敷、按摩、牵引等，有助于改善局部血液循环、缓解疼痛和肌肉痉挛。

（3）药物治疗：当疼痛明显时，可使用药物治疗。非甾体抗炎药能减轻炎症和疼痛；肌肉松弛剂适用于颈部肌肉紧张严重的情况；神经营养药物可促进神经功能恢复。

2. 手术治疗

对于病情严重、保守治疗无效的患者，可考虑手术治疗。手术方式包括颈椎前路手术和颈椎后路手术，旨在解除神经压迫，恢复颈椎的稳定性。

（五）术前准备

1. 心理准备 充分了解手术过程，保持理性态度，对手术结果有合理预期。

2. 身体检查 进行全面的身体检查，评估手术风险。

3. 术前训练 如训练大小便、俯卧位适应等，为术后体位变化做准备。

4. 饮食调整 术前遵医嘱调整饮食，避免影响手术。

（六）术后注意事项

1. 卧床休息 术后需要遵医嘱卧床休息，期间避免剧烈运动。

2. 伤口护理 保持伤口清洁干燥，定期更换敷料并进行消毒处理，以防感染。

3. 康复训练 在医生指导下进行康复训练，包括颈部伸展、旋转等运动，以增强颈部肌肉力量，促进恢复。

4. 定期复查 术后需要定期复查，评估恢复情况。如有异常症状或不适，应及时就医。

5. 生活调整 避免长时间低头工作、保持正确的坐姿和站姿等，以减轻颈椎的负担。

三、腰椎退变性病变

（一）概述

腰椎退变性疾病是指腰椎自然老化、退化的生理病理过程，涉及腰椎间盘、软骨终板、小关节、黄韧带等多个结构的退行性改变。随着年龄增长，腰椎负担逐渐加重，腰椎的功能逐渐衰退，进而引发一系列症状。这是一种常见的脊柱疾病，会严重影响患者的工作和生活质量。

（二）病因

1. 年龄因素 随着年龄的增长，腰椎各结构逐渐失去水分和弹性，导致退行性改变。

2. 长期劳损　长期腰部劳累、不正确的坐姿和站姿、过度使用腰部等都可能加速腰椎的退变过程。

3. 外伤因素　腰部外伤可能导致腰椎结构受损，加速退行性改变的发生。

4. 遗传因素　研究发现，遗传因素在腰椎退变性疾病的发病中起一定作用。

5. 其他因素　肥胖、骨质疏松、内分泌异常等也可能影响腰椎的退变过程。

（三）常见表现

1. 腰痛　腰痛是腰椎退变性疾病最常见的症状，伴有腰部僵硬和活动受限。

2. 下肢疼痛麻木　腰椎退变可能压迫神经根，导致下肢出现疼痛、麻木、无力等症状。

3. 间歇性跛行　腰椎退变性疾病患者可能出现行走一段距离后下肢疼痛加重，需要休息片刻后才能继续行走的情况。

4. 大小便和性功能障碍　严重的腰椎退变性疾病可能压迫马尾神经，导致大小便失禁、排便无力、性功能障碍等症状。

（四）治疗方法

腰椎退变性疾病的治疗方法主要包括保守治疗和手术治疗。

1. 保守治疗

（1）药物治疗：使用非甾体抗炎药、阿片类镇痛药等药物缓解疼痛。硫酸氨基葡萄糖、硫酸软骨素等软骨保护剂也可用于治疗。

（2）物理治疗：如针灸、按摩、牵引等，有助于改善局部血液循环，缓解疼痛和肌肉痉挛。

（3）功能锻炼：加强腰背肌锻炼，增强腰椎的稳定性，有助于缓解症状。

2. 手术治疗

对于病情严重、保守治疗无效的患者，可考虑手术治疗。手术方式包括腰椎减压术、腰椎融合术等，旨在解除神经压迫，恢复腰椎的稳定性。

近年来，脊柱微创手术技术逐渐兴起，如椎间孔镜手术、经皮椎弓根螺钉固定术等，具有创伤小、恢复快的优点。

（五）术前准备

1. 心理准备 充分了解手术过程，保持积极乐观的心态，对手术结果有合理的期望。

2. 身体检查 进行全面的身体检查，评估手术风险，确保患者身体状况适合手术。

3. 术前训练 患者应训练床上大小便、深呼吸等，以适应术后的体位变化和恢复过程。

4. 饮食调整 术前遵医嘱调整饮食，避免因饮食不当影响手术和麻醉。

5. 停止用药 术前需停止使用可能影响手术和麻醉的药物。

（六）术后注意事项

1. 卧床休息 术后需要卧床休息一段时间，避免剧烈运动和负重。具体卧床时间根据手术方式和患者病情而定。

2. 伤口护理 保持伤口清洁干燥，避免感染。定期更换敷料，并遵医嘱进行消毒处理。

3. 疼痛管理 术后可能出现疼痛，可遵医嘱使用镇痛药。

4. 康复训练 在医生指导下进行康复训练，包括床上锻炼、下地行走等，以促进恢复。

5. 定期复查 术后需定期复查，评估恢复情况。如有异常症状或不适，应及时就医。

6. 生活调整 避免久坐、久站和弯腰等动作，保持正确的坐姿和站姿，减轻腰椎负担。

第五节 泌尿外科常见疾病术前须知

一、前列腺增生

（一）概述

前列腺增生（hyperplasia of prostate）也称为良性前列腺肥大，是老年男性排尿障碍原因中最为常见的一种良性疾病。主要表现为前列腺体积增大，导致膀胱出口梗阻，并引发一系列下尿路症状。随着全球人口老龄化的加剧，前列腺增生的发病率也随之上升。

（二）病因

1. 性激素平衡失调 雄激素在前列腺细胞雄激素受体的帮助下，影响前列腺细胞的生长和凋亡。当性激素平衡失调时，可促使前列腺细胞生长加快，从而引起前列腺增生。

2. 细胞失衡 前列腺的大小与前列腺细胞增殖与凋亡的动态平衡有关。当这一平衡被打破，前列腺细胞的增殖速度超过凋亡速度，就会导致前列腺增生。

3. 炎症因素 慢性炎症可能释放多种细胞因子和生长因子，刺激前列腺细胞增殖，从而诱发前列腺增生。

4. 年龄增长 随着年龄的增长，男性前列腺组织逐渐出现增生，这是一种自然的生理老化过程。

5. 遗传因素 遗传因素在前列腺增生中可能发挥一定作用。

（三）常见表现

前列腺增生的症状多样，通常会影响患者的排尿功能和生活质量。常见症状包括以下内容。

1. 尿频 表现为白天和夜间排尿次数均增多，尤其是夜尿次数增多，严重影响患者的睡眠质量。

2. 尿急 患者难以控制排尿的冲动，需要立即排尿。

3. 排尿困难 前列腺增生可能压迫尿道，排尿时需要用力或等待。

4. 尿不尽感 排尿后，患者可能仍然感觉膀胱内有尿液未排尽。

5. 尿线变细 前列腺增生导致尿道受压变窄，尿线可能变得细而无力。

6. 尿分叉 排尿时，尿液可能分成两股或多股流出。

7. 疼痛与不适 耻骨上区、会阴部及阴囊部位可能出现疼痛或不适，这些症状可能在排尿时加重。

此外，前列腺增生还可能引起血尿、泌尿系统感染、尿潴留以及性功能障碍等症状。

（四）治疗方法

前列腺增生的治疗方法主要包括一般治疗、药物治疗和手术治疗等。

1. 一般治疗

（1）鼓励患者保持适度活动，规律作息。

（2）避免受凉、劳累、憋尿、大量饮酒和过度性生活等不良习惯。

（3）加强盆底肌肉锻炼，有助于缓解病情。

2. 药物治疗

（1）对于未引起明显梗阻的病例，可采用药物治疗。

（2）常用药物包括 α- 受体阻滞剂（如多沙唑嗪、特拉唑嗪、坦索罗辛等），此类药物可松弛尿道平滑肌，改善排尿困难。

（3）5α- 还原酶抑制剂（如非那雄胺、度他雄胺等）可用于缩小前列腺体积，适用于前列腺体积较大的患者。

3. 手术治疗

当临床症状逐渐加重，保守治疗无效，或出现急性尿潴留、肉眼血尿、泌尿系统感染等严重情况时，可能需要考虑手术治疗。

常用的手术方式包括经尿道前列腺电切术、经尿道前列腺切开术、经尿道激光手术等。

其他疗法如针灸疗法、激光治疗、经尿道球囊高压扩张术、前列腺尿道网状支架植入术、经尿道热疗、体外高强度聚焦超声等，适用于不能耐受手术的患者或作为辅助治疗手段。

（五）术前准备

1. 全面体检 进行全面的身体检查，包括血常规、尿常规、肝功能、肾功能、电解质、凝血功能、心电图、胸部X线检查等，以评估患者的身体状况和手术风险。

2. 停用抗凝血药物 为了降低术中出血的风险，患者需术前停用抗凝血药物，如阿司匹林、华法林等。具体停药时间需遵医嘱。

3. 控制血压和血糖 高血压和糖尿病是手术的高风险因素。患者需要在术前通过药物和饮食将血压和血糖控制在正常范围内。

4. 肠道准备 为了降低术中感染的风险，患者需要进行肠道准备，包括术前禁食、禁水，服用导泻药物等，以清空肠道，减少术后并发症。

5. 心理准备 患者需要做好心理准备，了解手术的必要性、风险和预期效果，与医生保持沟通，树立信心，以缓解紧张、焦虑等情绪。

（六）术后注意事项

1. 患者如出现术后疼痛等不适，应及时告诉医护人员，医生会仔细评估疼痛情况，寻找原因，如引流管堵塞、术后出血等。如果是因导尿管刺激引起的不适，医生可能会考虑使用镇痛药。

2. 患者如出现术后恶心、呕吐，应将头偏向一侧，防止呕吐物引起呛咳、误吸，同时告知医生，评估是否使用止吐药以及保护胃黏膜的药物。

3. 前列腺术后的患者多久可以喝水呢？

术后当日患者需禁食、禁水，医生会给予补充相应的液体以满足身体的基本需求。大多数患者术后第二日可以在医生建议下尝试少量饮水及进食，部分老年人胃肠功能较差，进食时间应适当推迟。

4. 由于前列腺的手术部位特殊，微创术后应尽量保持平卧位，减少增加腹部压力的动作，如剧烈咳嗽。视具体情况，一般可在术后第二日下地适量运动。

5. 注意事项

（1）术后休息 术后需要适当休息，避免剧烈运动和劳累，尽量保持身体放松。

（2）饮食调理 逐渐恢复正常饮食，避免辛辣、刺激性食物，以免刺激尿道和前列腺。

（3）避免憋尿 术后保持正常排尿，避免憋尿。

（4）积极活动 术后可适度进行步行等轻度运动，有助于促进血液循环和康复。

（5）注意个人卫生 保持会阴清洁，经常更换或清洗内裤，预防感染。

（6）定期随访 根据医生建议定期进行术后随访，了解术后恢复情况，并接受必要的检查和治疗。

二、泌尿系结石（肾结石、输尿管结石、膀胱结石）

（一）概述

泌尿系结石是晶体物质在肾脏、输尿管、膀胱等泌尿系统异常聚集所致，为泌尿系统的常见病。结石的成分主要有草酸钙、磷酸钙、尿酸、磷酸镁胺等。临床上，结石通常被分为四大类：含钙结石、感染性结石、尿酸结石和胱氨酸结石。不同位置的结石，其发病率和临床表现也有所差异。

（二）病因

泌尿系结石的形成是多种因素共同作用的结果，主要包括以下因素。

1. 饮水过少 当水分摄入不足时，尿液浓缩，尿液中的成石物质浓度过高，容易结晶析出形成结石。

2. 不良饮食习惯 长期摄入过多富含草酸的食物（如菠菜、坚果、番茄、茶叶、可可、巧克力等），以及过量摄入动物蛋白，可使尿钙和尿酸的排泄增加，枸橼酸盐排泄减少，从而促使结石形成。

3. 地理环境和气候 炎热地区人群出汗多，水分丢失严重，如果没有及时补充水分，尿液易浓缩，结石发病率相对较高。此外，某些地区的水中钙、镁等矿物质含量较高，长期饮用可能增加结石风险。

4. 遗传因素 常染色体遗传所致的肾小管功能障碍、先天性酶缺乏等遗传疾病，也与泌尿系结石的形成密切相关。有结石病家族史的人群中发病率往往较高。

5. 尿液成分异常 尿液中某些成分（如钙盐、草酸、尿酸等）含量异常增高，是泌尿系结石形成的主要原因之一。这些成分在尿液中达到过饱和状态时，易形成结晶并沉积，从而诱发泌尿系结石。

6. 代谢性疾病 如甲状旁腺功能亢进、钙磷代谢异常、高钙血症、高钙尿症、高草酸尿症、高尿酸尿症等疾病，可导致尿液中成石物质浓度升高，增加结石形成的发生风险。

7. 尿路梗阻 如肾盂输尿管连接处狭窄、前列腺增生等病变，会导致尿液排出不畅，在局部潴留，使尿液中的成石物质浓度升高，增加结石形成的发生风险。

8. 尿路感染 某些特殊的细菌感染，如奇异变形杆菌等，会导致感染性结石的发生。细菌产生的酶能分解尿液中的某些物质，使其分解产物形成成石物质。

9. 尿路异物 长期留置尿管、不可吸收的缝线、弹片、塑料管等异物都可能产生结石的附着体，促进结石的形成。

（三）常见表现

泌尿系结石的症状多样，与结石的大小、部位、损伤程度、梗阻程度等相关。常见症状包括以下内容。

1. 疼痛 泌尿系统结石局部压迫会产生摩擦，导致患者出现钝痛、隐痛或剧痛等表现。疼痛多为突然发作，剧烈难忍，呈阵发性，可致患者呻吟不止、大汗淋漓、恶心呕吐。疼痛可沿输尿管向下放射到下腹部、外阴部和大腿内侧。

2. 尿路感染 泌尿系统结石上皮组织存在细菌等病原体感染时，可出现尿频、尿急、尿痛。并发急性肾盂肾炎或肾积脓时，可出现发热、畏寒、寒战等全身症状。

3. 血尿 泌尿系统结石刺激尿道、输尿管或者肾盂黏膜时，可能造成组织损伤，出现血尿。多见于镜下血尿，也可见肉眼血尿，或伴有排石现象。

4. 排尿困难 泌尿系统结石排入输尿管末端时，会造成明显的膀胱刺激感，表现为排尿困难、尿线细、尿滴沥、尿痛，还可引起尿潴留。

重症患者可发生急性尿潴留及会阴部剧痛。

5. 无尿 若泌尿系统结石为上尿路结石且体积太大，可引起梗阻和肾积水。尤其是双侧上尿路结石引起的双侧肾积水，可导致无尿情况。

（四）治疗方法

泌尿系结石的治疗方法主要根据结石的位置、大小、形状以及患者的具体情况而定。常见的治疗方法包括自然排石、药物排石、体外震波碎石和手术治疗等。

1. 自然排石 适用于较小、位置较低的结石，如小于 5 毫米的肾结石或小于 6 毫米的输尿管结石。患者可以通过多喝水、多运动（如散步、慢跑、游泳等）促进结石的排出。

2. 药物排石 自然排石无效时，可通过服用排石药物（如金钱草、排石颗粒等）促进排石。某些成分的结石还可以通过药物进行溶石治疗。药物治疗期间，患者同样需要多喝水、多运动。

3. 体外震波碎石 一般适用于直径在 0.6 到 2 厘米的肾盂或输尿管结石。该方法利用冲击波从体外将结石击碎，然后随尿液排出体外；无需手术，创伤小，恢复快。

4. 手术治疗 主要适用于 1.5 厘米以上的肾盂结石、肾盏结石或输尿管结石。手术方法包括输尿管镜碎石术、经皮肾镜碎石术等。输尿管镜碎石术通过尿道插入输尿管镜，用激光将结石击碎并取出。经皮肾镜碎石术则是通过皮肤穿刺到肾脏，建立通道后用碎石设备将结石击碎并冲出。

对于膀胱结石，治疗方法与结石的大小和性质有关。较小的膀胱结石可以通过尿道自行排出或采用尿道膀胱镜取石术；较大的膀胱结石则需要采用耻骨上膀胱切开取石术等方法进行治疗。

（五）术前准备

1. 全面检查 进行全面的身体检查，包括心电图、血常规、尿常规、肝功能、肾功能、凝血功能等，以评估患者的身体状况和手术风险。对于特定手术（如经皮肾镜碎石术），还需进行额外的专项检查。

2. 肠道准备 对于需要经肠道进行手术的泌尿系结石患者，术前需要进行肠道准备。这包括服用导泻药物、灌肠等措施，以清空肠道，减少术中的干扰和并发症。

3. 停用抗凝药物 术前患者需要停用抗凝药物（如华法林等），以降低术中的出血风险。具体停药时间和方案需遵医嘱执行。

4. 心理准备 术前，患者可能会出现紧张、焦虑等情绪。因此，患者需要做好心理准备，了解手术的必要性、风险和预期效果。与医生保持沟通，树立信心，有助于手术的顺利进行和术后的恢复。

（六）术后注意事项

1. 休息与活动 术后患者需要卧床休息一段时间，避免剧烈运动和负重。随着身体的恢复，可以逐渐增加活动量。但应注意避免长时间卧床，以防形成血栓等并发症。

2. 饮食调整 术后患者需要注意饮食调整，保持营养均衡。避免摄入过多富含草酸、嘌呤等物质的食物，以减少结石的复发。同时，保持充足的水分摄入，有助于尿液稀释和结石排出。对于特定类型的结石（如尿酸结石），还需注意控制嘌呤的摄入。

3. 伤口护理 保持伤口清洁干燥，避免感染。定期更换敷料，并进行消毒处理。如有红肿、疼痛等异常情况，应及时就医。

4. 疼痛管理 术后可能出现疼痛不适。患者应遵医嘱使用镇痛药缓解疼痛，同时注意观察疼痛的变化情况。如疼痛持续加重或出现其他症状，应及时就医。

5. 排尿监测 术后需要密切监测排尿情况，包括排尿量、排尿频率等。如出现排尿困难、血尿等症状，应及时就医。对于留置导尿管的患者，医护人员或患者家属还需注意定期更换导尿管并保持其通畅。

6. 定期复查 术后需要定期进行复查，评估恢复情况并监测结石的复发情况。如有异常症状或不适，应及时就医。同时，遵医嘱按时服药并遵循相关的饮食和生活习惯调整建议。

三、膀胱肿瘤

（一）概述

膀胱肿瘤是指发生在膀胱的肿瘤性疾病，是泌尿系统最常见的肿瘤之一，发病率较高。膀胱肿瘤来源可分为上皮和非上皮两大类，两者中又有良性和恶性之分。其中，上皮来源的肿瘤包括尿路上皮癌、鳞状细胞癌、腺癌，占全部肿瘤的 95% 以上；非上皮来源的肿瘤包括纤维瘤、平滑肌瘤、血管瘤、嗜铬细胞瘤等，以及膀胱以外异位组织发生的横纹肌肉瘤、软骨瘤、皮样囊肿等，均极少见。

（二）病因

1. 吸烟或暴露于某些化学物质 烟草中的有害化学品可能会增加罹患膀胱癌的风险。致癌的化学物质常用于制造橡胶、染料、皮革、油漆和印刷产品等。

2. 年龄、性别 膀胱癌的发病风险随着年龄的增长而增加，且男性比女性更容易患病。

3. 职业暴露 某些行业的工作者会接触到工业化学品，面临较高的膀胱癌发病风险，包括油漆工、印刷工、机修工和发型师等。

4. 长期或反复的泌尿道感染 反复的泌尿道感染或者患有炎症性疾病，如膀胱结核等，可能增加患膀胱癌的风险。

5. 个人或家族的癌症史 有过膀胱癌或者其他泌尿系统癌症病史的人有更高的患癌风险。

（三）常见表现

1. 血尿 这是最常见的症状，可能表现为明显的血尿或者镜下血尿（需借助尿常规化验）。

2. 排尿症状 包括尿频、尿急、尿痛等，即频繁排尿、排尿时伴有疼痛等。

3. 腹痛和下肢肿胀 在疾病晚期，如果肿瘤阻塞了尿液的排泄，可能导致剧烈腹痛。此外，如果肿瘤压迫了骨盆的静脉，可能引发下肢肿胀。

4. 体重减轻和乏力 如果肿瘤持续增长，患者可能会出现体重下降和无法解释的精神和体力疲惫。

（四）治疗方法

膀胱肿瘤的治疗方法主要包括药物治疗、手术治疗、放射治疗以及化学治疗等，具体方案需由医生根据患者的具体情况来定。

1. 药物治疗

（1）重组人干扰素：用于提高身体免疫力，抑制癌细胞的复发和转移。

（2）抗菌药物： 灌注化疗后尿道容易并发感染，可使用抗生素，如左氧氟沙星等。

（3）对症处理药物： 如索利那新、盐酸坦洛新等，可用于缓解膀胱癌所引起的尿频、尿急、尿痛等临床症状。

2. 手术治疗

（1）非肌层浸润性膀胱癌（Tis、Ta、T1）： 采用 TURBT（经尿道膀胱肿瘤电切术）、经尿道激光手术等，术后应行辅助膀胱灌注化疗药物或免疫治疗。

（2）肌层浸润性膀胱癌（T2～T4）： 采用根治性膀胱切除术联合盆腔淋巴结清扫术，术后需行尿流改道和重建术。

（3）其他手术方式： 如膀胱部分切除术、膀胱全切术等，适用于不同分期和类型的膀胱肿瘤。

3. 放射治疗和化学治疗

（1）放射治疗： 膀胱放射治疗一般在术前或术后进行。对于病期较晚、失去手术时机或拒绝手术以及术后复发的患者，姑息性放疗可取得一定的疗效。

（2）化学治疗： 包括膀胱内灌注化疗和全身联合化疗。膀胱内灌注化疗适用于各期患者，对浅表病灶仍有治疗作用；全身联合化疗主要用于提高手术切除率和膀胱癌的综合治疗效果。

（五）术前准备

1. 明确病情 了解肿瘤的分级分期，明确手术目的以及预期效果。这有助于患者和医生共同制定合适的手术方案。

2. 评估身体状况 评估患者的全身状况，判断其是否能够耐受手术。这包括了解患者的心、肺、肝等重要器官的功能状况。

3. 调整身体状态 根据评估结果，进行必要的调整，如改善营养状态、控制血压和血糖等，以确保患者处于最佳手术状态。对于需要进行根治性膀胱肿瘤切除术的患者，胃肠道准备尤为重要。

4. 心理准备 患者在术前还应保持良好的心态，积极配合医生。如有任何疑问或不适，应及时与医生沟通。

（六）术后注意事项

（1）术后疼痛怎么办？

遵循医生的指导，合理使用镇痛药。如果药物不能缓解疼痛或出现剧烈疼痛，请及时联系医生。

（2）术后恶心、呕吐怎么办？

术后出现恶心和呕吐可能是麻醉或某些药物的副作用。请及时告知医护人员，并在医生指导下应用止吐药和护胃药。术后饮食应以清淡、易于消化的食物为主，并多饮水。

（3）什么时间可以吃饭喝水？

术后何时开始进食和饮水需要经过医生同意。老年人的肠道功能恢复比年轻人慢，是否排气可以作为恢复饮食的一个标志。术后饮食应该以接近或低于体温的流质或半流质饮食为主，逐渐过渡到正常饮食。饮水需保持充足，以维持身体正常代谢和生理功能。

（4）什么时间能翻身、坐起和下地？

术后恢复活动应根据病情和个人状态进行，医生会给予指导。通常，在术后的第一天就可以进行床边活动，尽早开始行走并逐渐增加日常活动。

（5）身上各种管子什么时候能拔掉？

各种管路的拔除时间需要根据个人的恢复情况而定。医生会根据具体病情，确定何时可以安全地移除各种管路。

（6）术后患者需要进行怎样的锻炼才能加速康复？

术后患者的锻炼计划需要根据个人的恢复情况由医护人员来定制，逐步增加有氧运动和增强身体力量的训练。

第六节 心胸外科常见疾病术前须知

一、肺部的磨玻璃结节

（一）概述

肺磨玻璃结节（ground-glass nodule，GGN）是指在高分辨率 CT 上显示为密度增高影，但这种增高影又不足以掩盖其内部通过的支气管及血管的肺部病灶，与均匀软组织密度的实性结节在形态学上存在显著差异。国际早期肺癌行动计划的一项研究表明，检查发现的肺部结节中有 19% 是磨玻璃结节。其中，34% 的磨玻璃结节最终被证实为恶性，而实性结节的恶性率仅为 7%。根据结节中是否含有实性成分，磨玻璃结节又可分为纯磨玻璃结节与混合性磨玻璃结节。文献报道显示，63% 的混合性磨玻璃结节是恶性的，而纯磨玻璃结节中恶性则占了 18%。研究表明，磨玻璃结节的病理类型包括：不典型腺瘤样增生、原位腺癌、微浸润腺癌、浸润性腺癌、局灶性纤维化、炎性改变、局灶性肺泡出血、局灶性肺水肿等。

（二）常见病因

1. 肺部炎症 当肺部受到细菌、病毒、支原体等病原体感染时，会引发炎症反应，导致肺泡内渗出液增多、炎性细胞浸润，从而在影像学上表现为磨玻璃结节。常见的病原体包括肺炎链球菌、流行性感冒病毒等。炎症导致的磨玻璃结节通常在抗感染治疗后会缩小或消失。

2. 肺部肿瘤 肺部肿瘤也是磨玻璃结节的一个重要原因，包括良性肿瘤和恶性肿瘤。良性肿瘤如错构瘤等，其细胞异常增生可形成磨玻璃结节。恶性肿瘤即肺癌，早期肺癌细胞侵犯肺泡结构时，可表现为磨玻璃结节。恶性肿瘤的磨玻璃结节往往具有一些特征性表现，如直径较大、边界不规则、有分叶、毛刺等。

3. 肺纤维化 肺纤维化过程中，肺部正常的肺泡结构被破坏，纤维组织增生，可能会出现磨玻璃结节样改变。肺纤维化的病因多样，如长期接触有害物质、某些药物的副作用、自身免疫性疾病累及肺部等。

4. 粉尘吸入 长期暴露于粉尘环境中，如石棉、矽尘等，粉尘颗粒在肺部沉积，会引起肺部的免疫反应和炎症反应，导致肺部组织发生改变，形成磨玻璃结节。

5. 自身免疫性疾病 像类风湿关节炎、系统性红斑狼疮等自身免疫性疾病，当累及肺部时，免疫系统会错误地攻击肺部组织，引起肺部炎症和损伤，从而出现磨玻璃结节。

（三）常见表现

肺部磨玻璃结节可能无明显症状，也可能出现一些呼吸系统相关的症状。

1. 没有症状 由于磨玻璃结节直径小，很多患者可能无明显症状，通常是在体检时偶然发现。

2. 咳嗽 当肺部出现磨玻璃结节时，炎症因子刺激呼吸道黏膜，可能导致局部水肿和分泌物增多，从而引发咳嗽。这种咳嗽可能表现为干咳或伴有痰液。

3. 咳痰 咳痰是呼吸系统常见的症状，当肺部磨玻璃结节的存在导致呼吸道上皮细胞受损时，炎性渗出增加，进而引发咳痰的现象。

4. 胸痛 如果磨玻璃结节位于胸壁附近，会对周围组织产生一定的压力，导致胸痛。胸痛部位多与结节位置有关，也可能辐射至背部或肩部。

5. 气促 若肺部磨玻璃结节增大并压迫到周围的组织结构，会影响气体交换，从而引起气促。气促可能发生在任何阶段，但常见于深度呼吸或体力活动后。

6. 发热 当磨玻璃结节由炎症感染引起时，患者可能出现发热。

7. 咯血 当磨玻璃结节由恶性肿瘤引起时，患者可能出现痰中带血或咯血的症状。

8. 声音嘶哑 如果肺部磨玻璃结节较大并压迫喉返神经，会导致声带运动障碍，引起声音嘶哑。

（四）治疗方法

肺部磨玻璃结节的治疗方法取决于结节的性质、大小、密度以及患者的具体情况，常见的治疗方法如下。

1. 定期复查 对于磨玻璃结节，特别是体积较小、无明显症状且初步判断为良性的结节，建议定期复查，以观察结节的变化情况。复查的时间间隔可以根据医生的建议进行，如每3个月、6个月或1年。

2. 药物治疗 如果磨玻璃结节是由炎症引起的，如肺部感染，患者可以在医生指导下使用抗感染药物进行治疗。药物有助于控制炎症，促进结节的吸收和消散。对于结核或其他特殊感染引起的磨玻璃结节，患者需要使用相应的抗结核或抗感染药物进行治疗。中医和中药在某些情况下也可作为辅助治疗手段，但需要在专业中医师的指导下进行。

3. 手术治疗 如果磨玻璃结节体积较大、症状明显或怀疑为恶性病变，可能需要考虑手术切除。手术方式包括肺叶切除术、肺段切除术等，具体选择取决于结节的位置、大小和患者的整体状况。

4. 消融治疗 对于不能耐受手术或者不愿意手术的患者，经评估符合条件的，可以选择消融治疗，如射频消融、微波消融等。

（五）术前准备

肺部磨玻璃结节手术需要术前进行充分的准备，以确保手术的顺利进行和患者的安全。

1. 病情评估 通过胸部CT、胸部X线片等检查明确病情，同时判断患者的心肺功能、年龄、体质等情况是否适合手术。

2. 心理准备 患者需要了解手术的过程、风险和预后，保持积极乐观的心态，主动配合医生。

3. 饮食准备 全身麻醉患者术前应禁食、禁水8小时；

4. 皮肤准备 术前，护士会用备皮刀刮除手术侧的腋下及乳晕旁的毛发。

5. 药物应用 如果患者合并高血压，手术当日可口服降血压的药物，但饮水不宜过多。如果患者合并糖尿病，通常要求空腹血糖要控制在10mmol/L以下，手术当天清晨不建议应用胰岛素，避免发生低血糖。如果患者合并冠心病，为了避免发生心脑血管意外，抗凝药物一般需要停用一周，建议应用低分子量肝素进行抗凝，术前一天停用。

6. 呼吸道准备 术前至少两周开始禁烟，研究表明禁烟4周可降低围手术期并发症发生率。制定呼吸锻炼计划，通过指导患者进行有效咳嗽、体位引流、胸背部拍击等方法，帮助患者保持呼吸道通畅，及时清除呼吸道分泌物。有哮喘病病史的可给予布地奈德气雾剂吸入。

（六）术后注意事项

肺部磨玻璃结节微创术后，患者需要注意以下几个方面，以促进身体的康复。

1. 术后饮食 一般术后6小时后可正常进食。但由于麻醉的影响，部分患者尤其是女性患者术后容易发生恶心呕吐。如果术后6小时仍有恶心等症状，应暂缓进食。医院一般会在患者术后次日安排饮食。

2. 术后监护 胸外科术后常规予心电监护，观察24小时后没有特别情况的话，医生会给予拆除心电监护设备。如果有生命体征不平稳等情况，可能会延长心电监护时间。

3. 术后咳嗽、咳痰 手术当天，建议患者有痰时主动咳出；无痰时注意休息，避免剧烈咳嗽，以减少出血风险。术后第2天起，鼓励患者坐起主动咳嗽，尝试将血痰、胸腔里的积液、积气咳出。大多数患者术后能够自己咳痰，不必要的拍背操作只会增加患者的不适感，且可能增加术后出血的概率。术后咳嗽和肺组织部分切除及淋巴结清扫有关，需要及时向主管医生反映。医生会对咳嗽严重者进行对症处理，予止咳药或者支气管解痉药治疗。干咳症状一般会在术后3～6个月内逐渐缓解。如果咳嗽伴有脓痰或者发热等症状，有可能是发生了肺炎或者其他问题，请及时就医。

4. 术后引流管 胸外科肺术后患者一般会放置胸腔引流管，以引流胸腔的漏气或渗血、渗液。根据手术创伤情况，可能会放置小细管或者常规胸导管。通过胸导管及胸腔闭式引流瓶，可以观察胸腔有无漏气、有无出血及引流液多少。术后放置胸导管的目的是引流胸腔内的积液、积气，在引流液颜色偏红、引流液偏多或有漏气的情况下，胸导管都不能拔除。一般术后1～2天可拔除胸导管，但个别情况下可能会放置比较久的时间。医生会在查房时做出相应判断，决定何时拔管。一般情况下，胸导管拔除后引流管口可以自行闭合，无需重新缝合。个别情况下，引流管口闭合不佳而导致漏气或者渗液时，需要重新缝合。重新缝合的伤口建议两周后再行拆线，出院时医生会给予特别交代。

5. 术后体位 胸外科术后一般都会放置胸导管，为了让胸腔里的液体和气体能够及时排出，一般建议患者采取半卧位（床头摇高30°左右）。如有头晕等不适症状，应及时向医护人员反馈。术后次日如果无特殊情况即可下床活动，尽早下床活动能够减少下肢静脉血栓等并发症。但下床活动时请注意动作轻柔，避免剧烈运动，以防出血。

6. 定期复查 术后需要定期进行复查和随访，以监测病情的恢复情况并预防复发。复查的时间间隔和具体项目需要根据医生的建议进行。

二、食管癌

（一）概述

食管癌是一种在中老年群体中较为常见的恶性肿瘤，威胁着人们的健康。它发生在食物通过的管道——食管上，当这里的细胞异常增生并失去控制时，就可能形成肿瘤。食管癌主要分为鳞状细胞癌和腺癌，它们偏爱食管的不同部位。

在全球范围内，食管癌的发病率受地区、饮食、生活习惯等多种因素影响而有所差异，但近年来总体呈现出上升的趋势。特别是在一些发展中国家，由于饮食结构的改变和生活环境的污染，食管癌的发病率居高不下。在我国，尤其是华北地区，食管癌更是中老年人需要特别警惕的健康杀手。

（二）病因

食管癌的发生通常不是单一因素的结果，而是多种因素共同作用下的产物。对于中老年患者来说，以下这些因素尤其需要关注。

1. 饮食习惯 长期食用腌制、霉变或隔夜食物，以及过热、过硬、粗糙的食物，会对食管黏膜造成损伤，长期刺激可诱发食管癌。

2. 生活习惯 吸烟和饮酒是食管癌的重要诱因。烟草中的有害物质和酒精会损伤食管黏膜，增加癌变的风险。

3. 环境因素 长期暴露于污染环境中，如化学物质、放射性物质等，也可能对食管黏膜产生刺激和损伤，从而诱发癌变。

4. 遗传因素 有食管癌家族史的老年朋友，需要更加警惕食管癌的发生。

（三）常见表现

食管癌早期症状不明显，但随着病情的发展，中老年患者可能会出现以下症状。

1. 吞咽困难 这是食管癌最典型的症状。患者进食时，食物通过食管变得困难，从干硬食物到半流质食物，最后可能连水和唾液都难以咽下。

2. 胸骨后疼痛或不适 吞咽时，患者可能感到胸骨后疼痛或灼热感。

3. 体重下降 由于进食困难，患者可能会出现体重明显下降。

4. 咳嗽和呼吸困难 当食管癌侵犯到气管或支气管时，可能引起咳嗽、呼吸困难等症状。

5. 声音嘶哑 食管癌压迫喉咙或喉返神经时，可能导致声音嘶哑。

6. 胸痛 食管癌侵犯邻近结构，如胸膜、胰腺等，可引起胸痛。

7. 恶心和呕吐 食管癌阻塞食管通道，使胃内食物无法顺利排出，进而引起恶心、呕吐等症状。

8. 反酸和胃灼热感 部分食管癌患者可能会出现反酸和胃灼热感，这是因为食管的括约肌功能受损，胃酸逆流到食管引起的。

（四）治疗方法

对于食管癌的治疗，医生会根据患者的身体状况、肿瘤的分期和类型等因素制定个性化的治疗方案。常用的治疗方法包括以下内容。

1. 手术治疗 是食管癌的首选治疗方法，尤其适用于早期和中期的中老年患者。手术会切除部分或全部食管，并进行淋巴结清扫。

2. 放射治疗 利用放射线杀死癌细胞，适用于各期的食管癌患者。放射治疗可以作为术前或术后的辅助治疗手段，也可用于无法手术的患者。

3. 化学治疗 使用抗肿瘤药物杀死或抑制癌细胞生长，常与手术或放射治疗联合应用。

4. 靶向治疗 针对肿瘤细胞内部的特定分子进行治疗，对正常细胞的损害相对较小，副作用也更轻。

5. 免疫治疗 利用人体免疫系统的能力来攻击癌细胞，为部分患者提供了新的治疗选择。

（五）术前准备

食管癌术前需要做的准备包括术前评估和检查、营养支持、停止吸烟和饮酒、心理准备等。

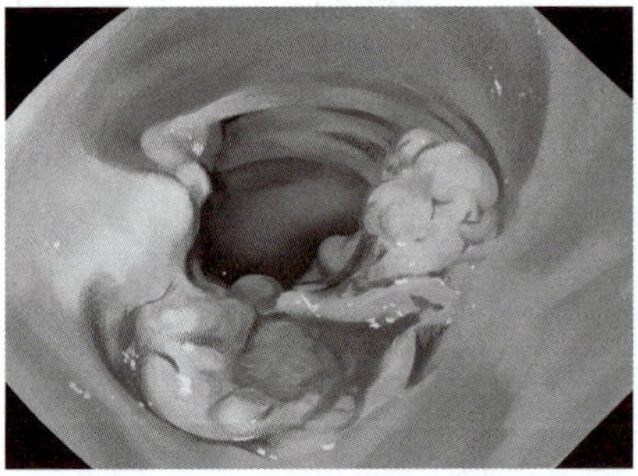

1. 术前评估和检查 食管癌术前，医生通常会对患者进行全面的身体评估和检查，包括血常规检查、心电图检查等。这些检查有助于了解患者的整体健康状况、癌症的严重程度和手术的可行性。专科性的检查包括以下内容。

（1）电子胃镜：可见食管腔内肿物，多呈菜花样改变，通过病变活检可确诊。

（2）增强 CT：颈、胸、腹部增强 CT 是食管癌术前的常规检查，可显示食管壁与毗邻或周围器官（如气管、支气管、大血管、心包及肝脏等）的关系。CT 还可以显示肿瘤的大小与长度，对肿瘤的分期、肿瘤是否有外侵及外侵的程度、淋巴结是否有肿大及个数、预后评估等均有意义。

（3）上消化道造影：不仅可以了解患者局部病变的情况，还可以了解患者胃部有无病变以及胃的大小，方便估计术中需要制作的管状胃长度。

（4）PET/CT：主要依据示踪剂来选择性地反映组织器官的代谢情况，进一步排除有无远处转移。

2. 营养支持 食管癌患者常伴有营养不良，因此术前需要进行营养评估，并根据患者的需要提供营养支持，必要时还需要进行体重管理，以使患者达到手术要求。

3. 停止吸烟和饮酒 吸烟和饮酒都可能增加手术风险，术前一段时间应停止吸烟和饮酒，以减少手术并发症的风险。

4. 术前准备 术前需要进行肠道准备，即排空肠道，常用的方法是清淡饮食，避免摄入高纤维食物。此外，还可能需要停止使用某些药物，如抗凝药。

5. 心理准备 术前，建议与医生进行详细讨论，了解手术过程和可能后果，这有助于减少焦虑和恐惧感。

（六）术后注意事项

食管癌术后需要注意的事项包括注意饮食调理、进食后的体位、心态调整、密切观察患者状况、定期随访等。

1. 饮食调理 食管术后需要禁食、禁水，通常进行肠内营养及肠外营养，尽量选择肠内营养，因为更符合生理，吸收更好。一般患者禁食和禁水 7 ~ 10 天后，会让患者进食。起初让患者喝一些温开水，使胃肠道逐渐适应，然后再进流食、半流食，逐渐过渡到正常饮食。术后的饮食原则应以高蛋白、高纤维素、富含维生素和低糖为主。在术后的三个月内，需要注意少食多餐，根据患者个人情况每天进食 5 ~ 8 顿，进食时要细嚼慢咽。

2. 进食后的体位 患者在进食时需要注意体位，不要躺着进食，进食后不要马上平卧。建议在进食后散步 30 分钟再卧床休息。睡觉时可将上半身垫高 30°左右，最好采取右侧卧位，这样更有利于胸胃排空。

3. 心态调整 大多数早期食管癌患者通过手术治疗后是可以治愈的。因此，患者需要对自己的病情和治疗期间可能出现的副作用有正确的认识，保持乐观和开朗的情绪。只有调整好心态，树立治愈的信心，积极配合医生治疗，才能促进病情的恢复。

4. 密切观察患者状况 部分患者术后可能会出现反酸、呛咳、易饱胀等不良症状。这可能是因为切除了部分食管，导致患者胃肠排空功能减弱。胃肠内的食物和胃液会反流到食管，从而引起不适感。建议调整饮食和体位，通常可以缓解。如果无法缓解，则可服用一些药物，如多潘立酮片、奥美拉唑片等。

5. 定期随访 术后需要长期坚持定期随访。术后两年内建议每三个月复查一次，之后建议每半年复查一次，直到五年后可以延长至每年复查一次。复查的主要项目包括胸部CT、胸片、磁共振、全身骨扫描等。

第七节 神经外科常见疾病术前须知

一、老年癫痫

（一）概述

癫痫在老年人中是第三位常见的神经系统疾病，仅次于脑卒中和痴呆。随着全球人口老龄化的加剧，结合我国国情、人口普查数据以及国家在经济、社会生活、医疗保健等方面的快速发展，专家共识建议将老年癫痫患者的年龄定义为65岁及以上。人们常认为癫痫是儿童易患的疾病，但实际上，任何年龄段的人可能罹患癫痫。有些人自幼患有癫痫，并持续到老年；还有些人则在步入老年后才首次出现癫痫，这被称为新诊断的老年人癫痫。癫痫发病存在两个高峰期，一个是众所周知的儿童期，另一个则是老年期。实际上，新诊断的老年癫痫要比中年人群更为常见。与其他癫痫人群相似，约有一半新诊断的老年癫痫患者查不到明确的原因。在原因明确的患者中，最常见的原因是脑卒中，约占1/3，其他原因如阿尔茨海默病、肿瘤、脑外伤、感染等也占一定比例。此外，老年人对各种环境、精神及身体刺激的反应要比年轻人更敏感，更容易患上各种内科、神经科及精神科的疾病，因此也更容易诱发癫痫发作。这些疾病包括代谢紊乱（如糖尿病、低血糖及低钠血症）以及内分泌紊乱（如甲状腺疾病及甲状旁腺疾病）等。

（二）病因

癫痫的病因多种多样，大致可以分为特发性、隐源性和症状性三类。

1. 特发性癫痫　是指除遗传因素外，尚未发现其他病因，其根本原因在于基因缺陷。这类癫痫具有发病年龄依赖性。

2. 隐源性癫痫 是指从临床病史、体格检查和发作类型上看，并非原发性癫痫，但在目前的检查条件下尚未能发现明确病因的癫痫。

3. 症状性癫痫 是指可以找到明确病因的癫痫，常见病因包括脑肿瘤、脑外伤、脑炎、难产、缺氧、脑发育不全等疾病。此外，先天性发育不良、酗酒、寄生虫感染、中毒等因素也可能导致癫痫发作。

（三）常见表现

癫痫的发作形式多种多样，根据发作涉及的脑区域和症状表现，可以分为部分性发作、全面性发作和非典型发作。

1. 部分性发作 仅涉及大脑的一部分区域，症状取决于病灶的位置。可能表现为肢体麻木感和针刺感（躯体感觉性发作）、简单的视觉幻觉或复杂的视觉景象（视觉性发作）、听到铃声、鸟叫等声音（听觉性发作）、闻到烧焦味或其他难闻气味（嗅觉性发作）、尝到苦、酸、咸等味道（味觉性发作）、恐惧、愤怒等情绪变化（情绪性发作）以及精神感觉性发作（如错觉、幻觉等）。

2. 全面性发作 涉及整个大脑，症状较为严重。强直阵挛发作是全面性发作的一种典型形式，表现为突然意识丧失、跌倒在地、全身肌肉强直性收缩，随后进入阵挛期，肌肉断续、快速、阵挛性收缩。失神发作也是常见的全面性发作类型，表现为突然意识丧失、正在进行的动作及语言停止，双眼茫然凝视，呼之不应，一般不跌倒。

3. 非典型发作 症状较不典型，常表现为注意力不集中、意识模糊、无目的或复杂的动作、感觉异常或心理症状。有时发作症状类似其他神经和精神障碍，容易被误诊。

（四）治疗方法

癫痫的治疗方法主要包括药物治疗和手术治疗。

1. 药物治疗 对于大多数癫痫患者而言，单独或联合应用各种抗癫痫药可以控制或减少癫痫发作。抗癫痫药治疗的目标是最大程度地控制癫痫发作、减少药物不良反应、改善患者的生活质量。患者应在专科医师指导下，根据癫痫发作类型、发作程度、病程长短等诸多因素综合考虑，选择合适的抗癫痫药。不正规的治疗和大剂量的抗癫痫药使用对患者有害，可能延误病情，甚至加重癫痫发作。常用的抗癫痫药包括卡马西平片、苯妥英钠片、拉莫三嗪片、奥卡西平片等。患者在服药过程中应注意按时服药、以小剂量开始、逐渐调整药量、不可随意更换抗癫痫药或改变药量，并注意监测抗癫痫药的不良反应，及时与医师沟通。

2. 手术治疗 对于老年癫痫患者而言，服用抗癫痫药是主要的治疗方法，并且大多数情况下药物都可以达到一定疗效。但仍存在约 30% 的患者，无法通过药物有效控制癫痫发作。老年癫痫患者常合并其他疾病，为维持癫痫与共患病的稳定，患者日常用药多而杂，这些药物与抗癫痫药发生相互作用，用药风险会增加。因此，手术治疗对于这部分患者来说可能更加有效。

药物难治性癫痫是指癫痫发作未通过两种或以上抗癫痫药的充分治疗得到控制。常规癫痫手术方式包括外科手术、立体定向射频热凝毁损术、磁共振引导激光间质热疗术、神经调控技术（如迷走神经刺激术、脑深部刺激术、反应性神经刺激术）。药物治疗是老年癫痫最常用的治疗手段，而老年人长期服药会产生较严重的药物不良反应，包括对心血管、泌尿系统、神经系统、骨骼健康、血钠水平等方面的影响。对于大多数药物难治性癫痫的患者而言，癫痫外科治疗优于药物治疗。在适合手术的癫痫患者中，外科手术治疗可明显改善患者的预后，提高患者的生存质量。

（1）SEEG 的应用

立体定向脑电图（stereoeletroencephalography，SEEG）是一种脑电图技术。平时我们所做的是头皮脑电图，而 SEEG 则是将电极植入颅内进行监测，是一种介入性、有创伤的检查方法。电极植入颅内的手术方式分为机器人辅助定位植入和传统的脑立体定向仪辅助定位植入。相较于传统的立体定向头架，神经外科手术机器人能显著提高操作效率、提升精准度，并极大减少了操作死角，大部分临床设计的 SEEG 路径都能通过手术机器人实现。SEEG 通常在无法明确致痫区位置及范围，或者切除部位可能承担重要脑功能时使用。SEEG 监测的主要目的有两点：一是进一步明确致痫区位置和范围，二是明确致痫区与脑功能区的关系。

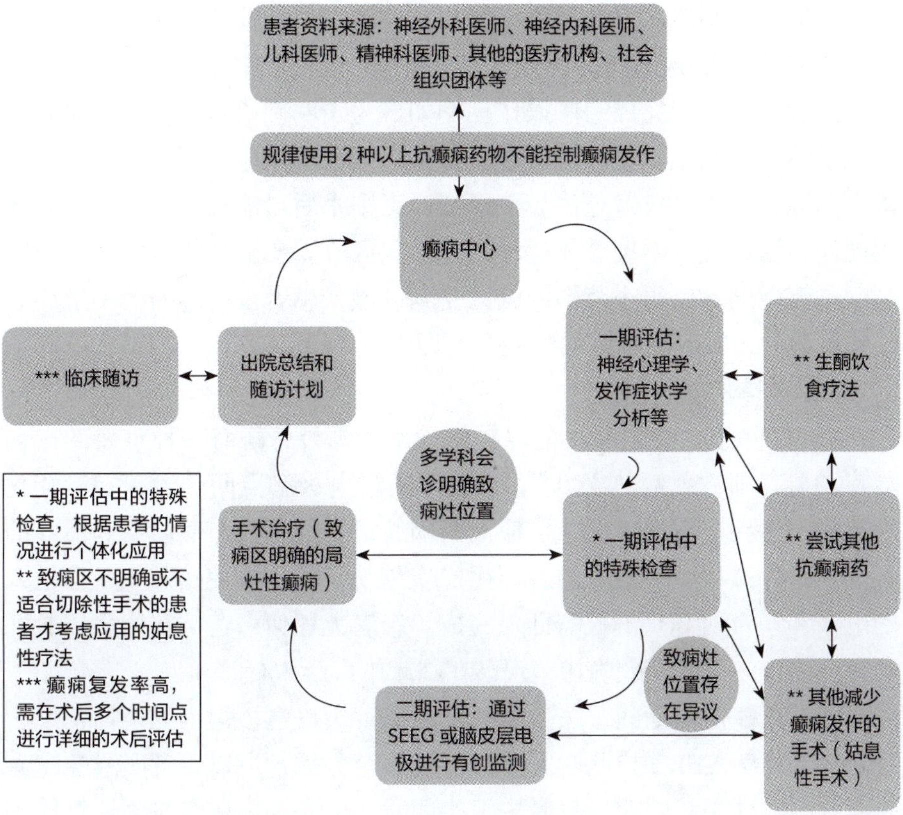

患者需在手术室麻醉状态下接受 SEEG 电极植入手术。具体开颅方式仅需在颅骨上钻个小孔，然后将电极放置到颅内选定的部位，无需切除任何脑组织，也无需缝合伤口。机器人辅助 SEEG 电极植入术中使用刚性标记物进行注册，电极精准度误差不超过 1 毫米，能有效缩短手术时间，更体现了精确性、灵巧性、安全性的特点。回到视频脑电图监测病房后，将颅内记录电极和脑电图机相连，进行长时间监测，直至捕捉到足够数量的发作。

为了明确颅内电极覆盖脑区有无重要功能，在监测期间还需要进行记录电极的皮质电刺激术。首先，患者必须保持清醒状态以配合检查。医生会在患者身边放置一个电刺激仪器，并事先调整好各种刺激参数。然后，对每个颅内电极进行微弱的短时电刺激，刺激电流可能会干扰正常脑功能。此刺激术可在患者床旁完成，增加了便捷性，缓解了患者频繁去手术室的精神紧张，降低了患者的整体住院费用。为了确定功能区，患者需要配合完成一些操作。例如，为了明确语言区，会让患者不停地说话，若刺激某个电极时说话停止，则证明该电极所在脑区承担着语言功能，手术时应避免破坏该区域，否则术后可能丧失语言功能。应用同样方法，就可明确肢体运动区、感觉区等重要脑功能区位置。由于刺激电流微弱，仅很小范围的脑区受到刺激，患者没有疼痛等不适感，停止刺激后，被刺激脑区的功能会立即恢复。

（2）射频热凝术

SEEG 除了具有监测功能以提供诊断依据外，还有一种重要的微创治疗功能，即“射频热凝术”。该技术通过电极触点间的射频能量转化为热能，达到一定温度后，可使周围脑组织变性坏死，从而达到治疗的目的。治疗过程中不会对患者产生二次创伤，只需要使用 SEEG 已植入的电极和一台射频热凝仪器即可完成。患者无任何痛苦，在病房床旁即可完成治疗，手术疗效确切，现已在临床中广泛施行。

在 SEEG 监测期间，医生需每日在患者头皮电极植入处换药，以防止感染。由于 SEEG 检测时间可能会延长至数天，所以患者应避免穿套头衣物，以便更换衣服。患者去卫生间时，患者及家属需时刻注意保护头部电极，日常行动需小心，以防电极脱落或折断，影响检测结果或造成二次伤害。另外，检测时间较长，建议患者带一些图书、杂志来阅读，以免感到无聊。

（3）迷走神经刺激术

迷走神经刺激（vagus nerve stimulation，VNS）是一种通过电刺激迷走神经来抑制癫痫发作的技术，其具体作用机制目前尚不清楚。该技术将一枚刺激器放置到患者锁骨下方的胸部皮肤下面（一般选择左侧胸部），刺激器与同侧迷走神经通过导线相连。调整好各种刺激参数后开启机器，刺激器就可发出电冲动来刺激迷走神经，从而达到减少或抑制发作的效果。

患者通常要长期接受刺激治疗，刺激参数可根据需要随时调整。刺激器工作时需要特殊电池供电，一个电池通常可维持工作 5 ~ 10 年。

（4）脑深部刺激术

脑深部刺激术（deep brain stimulation，DBS）是一种将特殊电极放置到大脑深部并对特殊区域（神经核团）进行电刺激的技术。该技术需要一个类似于心脏起搏器的刺激器，体积很小，可以放置于胸部皮下。脑内刺激电极被精确放置到大脑深部的特殊区域后，通过一根微细导线与刺激器相连，然后按照设计的程序进行电刺激。

与外科手术相比，该技术的优势在于不需要大面积切开颅骨、分离脑组织。各种刺激参数是可以调整的，直到摸索到最佳个体化刺激参数。如果出现不良反应，则可以及时关闭机器。由于刺激电极被放置到大脑深部，操作本身存在一定风险，如出血，但这种概率并不大。

上述两类神经调控技术均需要在皮下埋藏异物，这可能会增加皮下手术感染的概率。因此，医生应按时给患者换药，让患者尽量减少或避免挤压伤口，如发现伤口红肿或裂开，请立刻告知医生处理。

综上所述，选择适当的手术方式可以有效控制癫痫发作，降低手术风险性，减少并发症的发生，改善患者的生存质量。

（五）术前准备

1. 心理准备 患者需要做好心理准备，保持平和的心态，避免过度紧张，以免影响手术的顺利进行。

2. 物品准备 准备好手术所需要的物品，如毛巾、牙刷、牙膏、手术巾等。调整生活方式，如避免熬夜，保证充足的睡眠时间。同时避免进行剧烈运动，以免影响手术的顺利进行。

3. 完善检查 进行全面的体格检查，特别是心肺功能检查、血液检查及电解质检查等，明确是否存在手术禁忌证。如果患者存在手术禁忌证，则不建议进行手术。

4. 调整用药 在医生的指导下，合理使用抗癫痫的药物进行治疗，使疾病得到有效控制。

（六）术后注意事项

1. 控制感染风险 术后伤口和大脑组织受到创伤，容易引起感染。因此，术后应保持伤口清洁，避免因感染而导致更严重的问题。如果伤口发红、肿胀、有异常分泌物或出现发热等症状，应及时就医。

2. 规律用药 术后可能需要长期服用抗癫痫药，必须按照医生的嘱咐规律用药。不可随意减少药量、停药或更换药物，以免引起癫痫的复发或药物不良反应。

3. 避免促发因素 一些促发因素，如缺觉、饮酒、情绪激动等，可能引发癫痫发作。术后应注意避免这些因素，保持规律的作息时间和良好的情绪状态。

4. 安全措施 癫痫术后应注意安全，避免发作时发生意外伤害。可以采取以下措施：避免独自在高处活动，乘坐电梯时注意安全，避免在水域游泳或进行其他危险活动等。

5. 定期复诊和监测 术后需要定期复诊和进行脑电图监测，以评估疗效和调整治疗方案。及时咨询医生，了解自己的病情，避免出现并发症或病情恶化。

第八节 血管外科常见疾病术前须知

（一）概述

冠状动脉粥样硬化性心脏病（coronary atherosclerotic heart disease）简称冠心病，是一种因冠状动脉供血不足引发的心肌缺血性疾病。随着现代生活节奏的加快和不良生活习惯的增多，冠心病的发病率逐年上升，已成为影响人类健康的重要疾病之一。冠心病是冠状动脉血管发生粥样硬化病变，导致血管管腔狭窄或阻塞，进而造成心肌

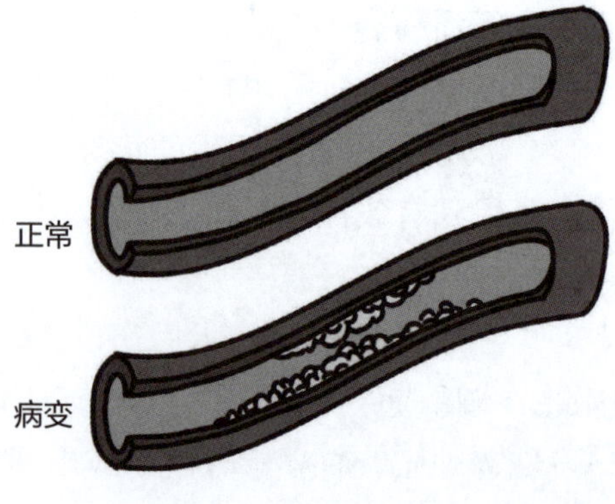

缺血、缺氧或坏死。冠状动脉是供应心脏血液的主要血管，它们行走于心脏表面，外观如同皇冠戴在心脏之上而得名。当冠状动脉出现粥样硬化时，血管壁会增厚、变硬，管腔变窄，甚至可能完全闭塞，导致心脏供血不足，进而引发心绞痛、心肌梗死等严重后果。

冠心病是一种慢性疾病，其发病过程往往较为隐匿，但一旦发作，可能给患者带来极大的痛苦，甚至危及生命。因此，提高对冠心病的认识，做到早预防、早诊断、早治疗，对于维护心脏健康至关重要。

（二）病因

1. 遗传因素 冠心病具有一定的家族聚集性，遗传因素在冠心病的发生中起着重要角色。若家族中有冠心病患者，尤其是直系亲属在较年轻时发病，其亲属患冠心病的风险相对较高。

2. 年龄与性别 随着年龄增长，血管弹性降低，动脉粥样硬化的发病风险逐渐增加，冠心病的发病率也随之上升。此外，男性在中年以后冠心病的发病率逐渐升高，而女性在绝经期后发病率也明显增加。

3. 不良生活习惯 吸烟、饮酒、缺乏运动、不健康饮食等不良生活习惯都是冠心病的重要危险因素。烟草中的尼古丁等有害物质会损伤血管内皮，促进血小板聚集，增加血液黏稠度，诱发冠状动脉痉挛；长期过量饮酒可能对心脏造成损害；缺乏运动会导致身体代谢减缓，血液循环不畅，脂质容易沉积在血管壁上；高脂肪、高胆固醇、高糖、高盐的饮食习惯会增加动脉粥样硬化的发病风险。

4. 慢性疾病 高血压、高血脂、糖尿病等慢性疾病都是冠心病的重要危险因素。长期高血压会损伤动脉内皮，促进脂质在血管壁沉积；血液中胆固醇、甘油三酯等脂质水平过高，尤其是低密度脂蛋白胆固醇升高，容易沉积在冠状动脉壁，形成粥样斑块；糖尿病患者血糖代谢紊乱，会损害血管内皮细胞，增加冠心病的发生风险。

5. 其他因素 肥胖、精神压力等因素也可能增加冠心病的发病风险。肥胖者常伴有高血压、高血脂、胰岛素抵抗等代谢紊乱，增加心脏负担；长期精神紧张、焦虑、抑郁等不良情绪会导致交感神经兴奋，血压升高，心率加快，增加心脏负担。

（三）常见表现

1. 心绞痛 心绞痛是冠心病最常见的临床表现之一，典型症状为心前区或胸骨后的压榨性疼痛、紧缩感或烧灼感。疼痛可放射至左上臂、背部、颈部、下颌等部位。心绞痛常在劳累、情绪激动、饱餐、寒冷等情况下诱发，发作持续时间一般不超过30分钟，休息或含服硝酸甘油后症状可迅速缓解。

2. 呼吸困难 冠心病患者可能感到气短或无法深呼吸，特别是在活动时更为明显。呼吸困难可能伴随有胸闷、憋气等症状。

3. 心悸 心脏供血不足可导致心率加快，患者可能会感到心跳加快或不规则。心悸可能伴随头晕、乏力等症状。

4. 不典型症状 部分患者可能出现不典型症状，如肩膀疼、左上臂疼、后背疼、上腹疼等，这些也可能是心肌缺血的表现。

5. 心肌梗死 心肌梗死是冠心病的严重并发症，可能导致患者突然死亡。心肌梗死的症状包括剧烈胸痛、呼吸困难、出汗、恶心等。

6. 心力衰竭 长期的心肌缺血可导致心脏功能减弱，出现心力衰竭的症状，如呼吸困难、水肿等。

（四）治疗方法

冠心病的治疗方法主要包括药物治疗、手术治疗、生活方式调整、心脏康复和中医治疗等。具体治疗方案应根据患者的病情、年龄、身体状况等因素综合考虑。

1. 药物治疗 药物治疗是冠心病的基础治疗，包括抗血小板聚集药物、抗凝药物、脂类药物、β受体阻滞剂、钙通道阻滞剂等。这些药物能够改善心肌供血、减少心肌耗氧、缓解心绞痛症状。

2. 手术治疗 医生会根据患者的病情综合考虑，选择最适合患者的治疗方法。其中，经皮冠状动脉介入治疗是目前得到公认并推荐的冠心病治疗手段之一。

（1）什么是经皮冠状动脉介入治疗?

经皮冠状动脉介入治疗（percutaneous coronary intervention，PCI）是一种利用心导管技术来疏通狭窄甚至闭塞的冠状动脉管腔，从而改善心肌血流灌注的微创介入治疗技术。通过桡动脉、肱动脉或股动脉途径，医生在选好的动脉上进行穿刺并置入动脉鞘管，从该鞘管开始沿着动脉走行送入指引导管到达等待治疗的冠状动脉口，紧接着将相应大小的球囊沿导引钢丝送到狭窄的病变部位，根据病变的特点用适当的压力和时间进行扩张，以解除狭窄。手术结束拔除鞘管后，仅在术区存在穿刺置鞘后遗留的小创口，局部加压包扎即可。随着 PCI 技术的不断成熟，相较于传统开胸手术，它凭借诊断明确、创伤性小、治愈率高等优势，越来越受到医患双方的青睐。

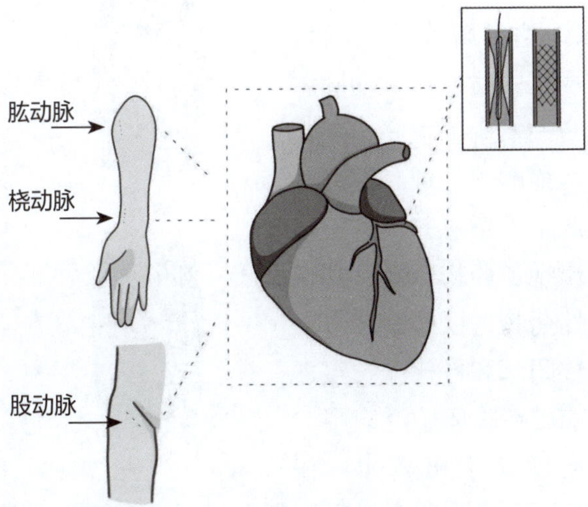

（2）介入路径和术区是怎样选择的？

目前，桡动脉路径是首选的动脉介入路径，其术区位于腕部。由于该路径术后压迫时间短、无需卧床、患者不适感较肱动脉或股动脉路径轻，而且并发症较少，逐渐成为 PCI 的首选路径。肱动脉及股动脉一般在特殊情况下使用，如桡动脉入路无法使用，或因病情复杂需接入生命支持设备等特殊器械时，其术区分别在肘前窝和腹股沟区域。相对于桡动脉来说，肱动脉、股动脉更加粗大，穿刺成功率高；缺点是术后穿刺相关并发症发生率也较高，且穿刺股动脉后患者需卧床制动。因此，术区的选择主要由患者病情决定。

（3）PCI 的种类有哪些？

医生在与患者及家属沟通并取得同意后，会根据患者病变类型、严重程度选择最适合的手术方法，制定最安全、有效的治疗方案。

1）经皮腔内冠状动脉成形术（percutaneous transluminal coronary angioplasty，PTCA）：PTCA是通过选择适当的动脉途径，将指引导管送至待扩张的冠状动脉口，再将相应大小的球囊沿导引钢丝送到狭窄的节段，根据病变的特点用适当的压力和时间进行扩张，达到解除狭窄的目的。单纯的球囊扩张后，冠状动脉急性闭塞和再狭窄的发生率较高，因此常作为支架植入前的预处理。但有些患者病变程度或个人意愿并不希望植入支架，于是出现了药物球囊，其在传统球囊外涂抹药物，以抑制内膜增生，扩张后急性闭塞和再狭窄发生率明显下降。目前已在临床广泛应用。

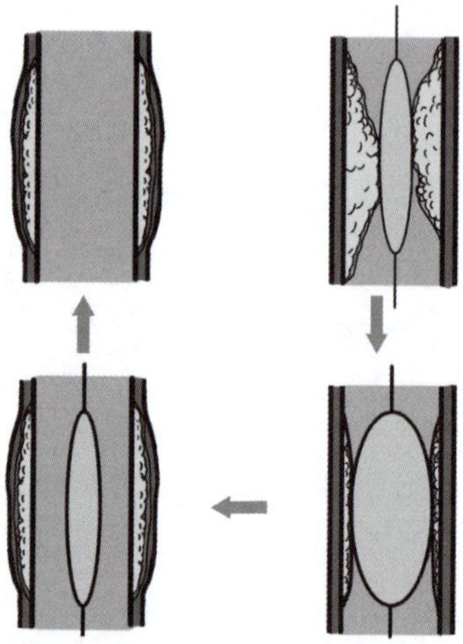

2）冠状动脉支架植入术：在PTCA术后，将不锈钢或合金材料制成的管状金属网支架植入冠状动脉内狭窄节段支撑血管壁，维持血流通畅，抑制血管弹性回缩，并封闭可能产生的夹层。

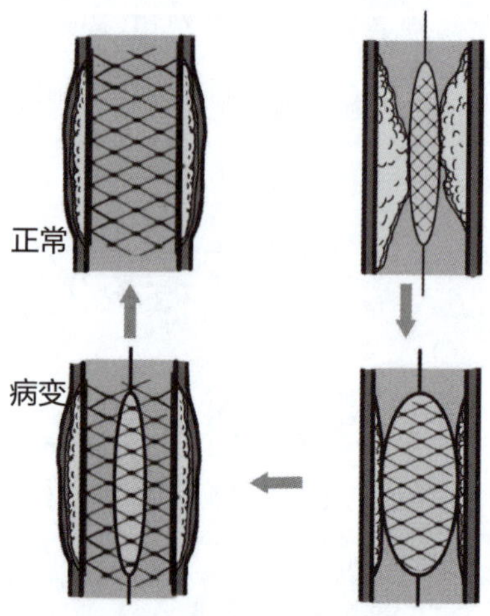

3）冠状动脉旋磨术：应用带有金刚石颗粒的橄榄型磨头，磨除纤维斑块或钙化斑块，主要应用于球囊无法扩张的坚固、严重狭窄伴重度钙化的病变。

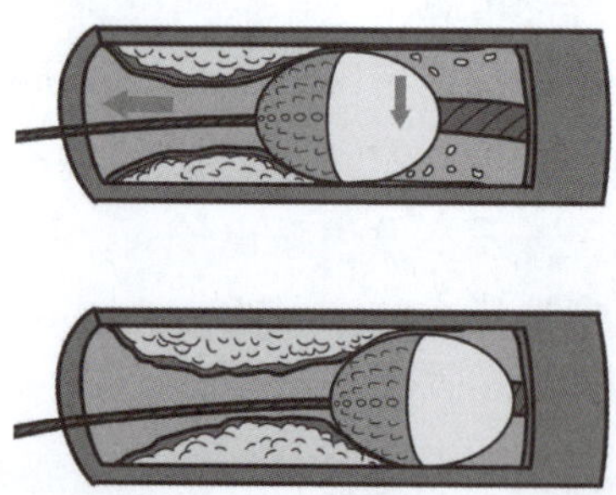

4）冠状动脉血栓抽吸术：利用负压原理，使用抽吸导管抽出冠脉内

新近形成的血栓，多用于急性冠脉综合征的血栓性病变。

5）其他冠状动脉介入治疗技术：准分子激光成形术、主动脉球囊反搏术等。

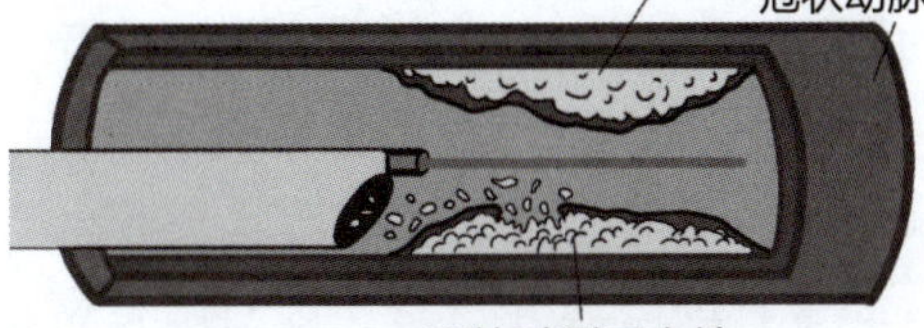

（4）哪些患者需要做 PCI?

判断是否需要经皮冠状动脉介入治疗，应符合以下几种情况。

1）稳定型心绞痛患者经强化药物治疗后仍有缺血症状，血管狭窄程度显著（大于 75%），且病变血管供应心肌范围较大的患者。

2）心绞痛症状不明显或无症状，但有明确的心肌缺血证据，血管狭窄病变显著（大于 75%），且病变血管供应心肌范围较大的患者。

3）曾经接受过介入治疗，但心绞痛再次发作、血管支架内再狭窄的患者。

4）急性心肌梗死的患者。

5）急性心肌梗死经急诊介入治疗或溶栓治疗后仍有明显心绞痛的患者。

6）急性心肌梗死溶栓治疗成功的患者，如无心绞痛复发表现，7 ~ 10 天后根据冠状动脉造影结果，对需要治疗的残留病变行经皮冠状动脉介入治疗。

7）冠状动脉旁路移植术后心绞痛再次发作的患者，包括桥血管狭窄、吻合口远端病变或冠状动脉新发病变。

8）不稳定型心绞痛患者经强化药物治疗无效，心绞痛症状仍反复发作的患者。

（五）术前准备

1. 完善检查 除了心理调整，患者需配合医护人员完成术前的各项常规检查，包括胸部 CT 或胸部 X 线、超声心动图、心电图等一般检查，以及血常规、血生化、尿常规、大便常规、凝血功能检测、感染五项、免疫系统抗体检测等抽血检查。

2. 控制基础病 如果患者同时患有高血压、糖尿病、高脂血症等基础疾病，术前需要将其控制在理想范围内。良好地控制基础病可以减少手术风险，促进术后恢复。根据医嘱服用相应药物，包括抗血小板聚集药物（如阿司匹林、氯吡格雷、替格瑞洛等），部分患者可能需要服用两种抗血小板药物且药量达标。其他日常药物如无特殊要求都可以正常服用。

患有糖尿病并口服二甲双胍且肾功能异常的患者，需在术前 48 ~ 72 小时停止服用二甲双胍；肾功能正常者则无需停药。术后，对于肾功能异常的患者，需要停止服用二甲双胍 48 ~ 72 小时，复查肾功能正常后方可继续用药。若停药期间血糖波动较大，可在医生指导下使用胰岛素代替治疗。高血压患者需服用降压药物进行有效的血压管理，控制血压不超过 140/90 毫米汞柱。

3. 饮食准备 选择米饭、面条等清淡易消化食物，避免进食不易消化、易引起胀气或油腻的食物。

4. 术前动作训练 冠脉介入手术在局部麻醉下进行，患者术中保持清醒。为配合医生完成术中操作，患者可能需要执行特定动作，如深吸气、屏气和咳嗽。因此，术前患者应根据医护人员的指导练习这些呼吸动作。此外，患者还需要学会在床上解决大小便，以适应手术期间和术后卧床时的排便需求。训练应从床上坐位开始，逐步降低床头角度，直至能平卧时自如排便。

（六）术后注意事项

冠状动脉介入治疗术后，大多数患者需回到普通病房进行观察；而对于术后状态不稳定的患者，则需转入心内科重症监护室度过危险期，待状态平稳后再转回普通病房。

1. 术后不同术区的注意事项 手术部位的不同，术后的注意事项也各有差异。目前绝大多数的患者均采用桡动脉路径，术区主要位于右侧手腕，也有部分患者位于左侧手腕，腕部术区术后即可下床行走。术后须在穿刺点局部使用弹力绷带或加压器进行压迫止血，腕部术区应避免弯折和用力。由于压迫的原因，远侧肢体可能会出现发紫、肿胀的情况，这属于正常现象。此时，可按照医生指导进行手部抓握动作以缓解症状。如果术侧肢体发白并伴有麻木感，多因压迫力度过大或压迫时间过长所致，此时应及时通知医护人员进行减压处理。若采用肱动脉路径，术区则位于右侧或左侧肘窝处。术后拔除鞘管后，应在穿刺点进行加压包扎，术侧肢体肘关节需制动，保持伸直状态 6 ~ 12 小时。若出现术侧肢体肿胀、发紫、发白、麻木等情况，处理方式与桡动脉路径相同。在此期间，其他肢体可自由活动，不受限制，并可下床行走。

如果是经股动脉路径，术区则位于左或右侧腹股沟区域。术后，先于穿刺点局部进行压迫止血，或使用血管缝合器缝合穿刺动脉，随后使用弹力绷带进行加压包扎，并用盐袋压迫 6 ~ 8 小时。术后患者需平卧，术侧肢体制动 12 小时，不可弯曲和用力。卧床期间，为预防下肢深静脉血栓形成，需在医护人员指导下进行床上活动，包括非术侧肢体进行踝泵运动、床上屈腿和伸腿动作。待术侧肢体解除制动后，可在医护人员指导下逐步进行翻身活动。24 小时后，患者在护士指导下可坐起并下床行走。患者要密切关注术区情况，如出现术区或术侧肢体剧烈疼痛或肿胀，要及时告知医护人员。

2. 术后注意出血倾向　由于 PCI 术中需应用抗凝药物，因此术后一定要密切观察术区周围有无活动性血肿，以及患者有无牙龈出血、血尿、黑便等出血现象，如有不适应立即告知医护人员。

3. 术后饮食　术后无需禁食，饮食宜选择清淡、易消化的食物，进食不宜过饱，以免加重心脏负担。避免进食生冷、不易消化以及易引起胃肠胀气的食物。建议多吃新鲜蔬菜、水果，保持大便通畅。同时，术后鼓励多饮水，建议在 6 ~ 8 小时内饮水 1 000 ~ 2 000 毫升，以促进造影剂经肾脏排泄。

4. 术后药物治疗

（1）术后需进行药物治疗　很多患者误认为冠脉放了支架或者冠脉造影术后医生说不用放支架，就认为自己没问题了，就可以少吃药甚至是不吃药了。冠脉造影术后没有放支架，并不代表血管正常。大多数情况下，血管内的粥样斑块已经形成，只是狭窄程度并未达到需要放入支架的严重程度，但疾病是逐步进展的。如果任由其发展而不加以干预，症状可能会加重，甚至不得不放冠脉支架，严重者还可能发生心肌梗死或猝死。为了避免这种风险，就需要长期严格地进行药物治疗，以延缓或阻止疾病进展。

（2）支架作用有限 冠脉植入支架后为什么还要继续吃药呢？冠脉支架只是起到了疏通血管的作用，减少了血管急性闭塞和再狭窄的风险，但并没有抑制粥样斑块形成的作用，而且血管粥样硬化斑块的形成并非局限于某一处。支架只能解决其中最危险、最狭窄的病变，不可能用支架将所有病变全部覆盖。因此，要抑制粥样硬化的进展、改善远期的预后，还是要靠长期严格的药物治疗。

（3）遵医嘱慎服药 常用的药物包括抗血小板药物、脂类药物、抗心绞痛药物等。具体用药种类、剂量因人而异，应遵循医嘱实行个体化治疗。患者一定要在医生的指导下坚持服药，不能自行调整用药剂量或停用任何药物。在服药的同时，患者应观察有无药物的不良反应，如果出现皮下出血、黑便、胃痛、肌肉酸痛、气短等症状，应及时就医。

5. 改善生活方式 疾病的治疗从来不能只依靠药物，良好的生活方式是促进疾病康复的基石。

（1）术后运动指导 冠脉介入治疗术后，患者的活动并没有严格限制。进行适当的体育运动可以改善血液循环、提高基础代谢。患者应根据自身情况来制定适合自己的运动方式和强度。建议每天进行 30～60 分钟的有氧运动，以微微出汗、无不适为标准。对于心肌梗死、心力衰竭的患者，一定要在医生指导下进行适当运动，循序渐进，不可进行高强度的体力活动。

（2）饮食习惯改善 要养成良好的饮食习惯，多吃优质蛋白（如牛羊肉、鱼类、蛋、奶等），优质碳水（如粗粮、南瓜、红薯等）和优质脂肪（如花生油、大豆油、海鱼、芝麻等），尽量少吃或不吃高胆固醇食物（动物内脏、鱿鱼等）。同时要控制体重，这不仅可以降低三高（糖尿病、高脂血症、高血压）的发病风险，还可以减轻心脏负担。一定要严格戒烟，包括电子烟和被动吸烟，尽量远离吸烟场所。限制饮酒量，不宜过量。

（3）情绪心态调整 在日常生活中要保持情绪的稳定，认真遵循医嘱，并以良好乐观的心态看待疾病。此外，还需要定期复诊以确保支架正常工作，没有出现再次狭窄的迹象。医生将评估患者的康复进展，根据需要对治疗方案作出相应调整，并提供进一步的建议和指导，以确保患者顺利康复并保持健康。

第三章

麻醉探秘：知麻讲堂揭秘之途

第一节 如何听懂麻醉医生的术前谈话

为了全面掌握患者的身体状况，评估患者接受麻醉和手术的耐受能力，制定详细、合适的麻醉方案，通常在接受手术的前一天或者手术当日早晨，麻醉医生会与患者、家属进行访谈，完成术前评估，并让患者或其家属签署麻醉知情同意书。很多时候，患者或者家属在回答麻醉医生的提问时可能感到不知所措。那么，麻醉医生一般会问哪些问题呢？又该如何回答呢？

（一）病史采集

1. 一般情况采集 通常来说，麻醉医生会首先询问患者的基本信息，包括年龄、身高和体重等。同时，还会详细了解您的吸烟史、饮酒史。您需要详细告知麻醉医生每日吸烟多少支，吸烟持续多少年，是否已经开始戒烟？如果有咳嗽、咳痰情况，痰量与颜色如何？既往是否有长期饮酒史，每日饮酒多少，持续饮酒多少年？是否有长期饮酒习惯或毒品成瘾史？是否长期使用镇静催眠药？是否有晕车、晕船的经历？这些信息有助于评估术后恶心呕吐的发生风险。此外，麻醉医生还会询问患者以往的麻醉与手术经历，以发现可能的麻醉相关不良事件病史；并询问患者的药物、食物过敏史以及过敏反应表现，以评估围手术期用药的安全性。

2. 系统性疾病病史采集 麻醉医生会详细询问患者既往的疾病情况，患者需要仔细回答医生的提问。

（1）心血管系统疾病

1）高血压： 高血压的程度、患病年限，平日血压控制水平；目前正在服用的药物名称、剂量及服药时间；服药后是否有明显改善，近期是否有加重情况。如果高血压急性发作时伴有胸闷、气促、晕厥等症状，也请一并告知。建议患者将平时服用的药物写下来或拍照交给麻醉医生，这样会更明确、高效。

2）冠心病： 冠心病的患病年限、种类；是否有胸痛、胸闷、心悸、晕厥等症状，发作时的诱因和缓解方法；既往是否做过心脏造影、心脏支架手术；目前正在服用的药物。

3）心脏瓣膜疾病： 瓣膜疾病的类型和患病年限，目前是否有喘息、不能平卧、呼吸困难或下肢水肿等症状。如果有过药物或手术治疗，请详细说明。

4）心律失常： 心律失常的类型、严重程度、患病年限，是否有心悸、晕厥等症状；曾接受过的治疗，目前口服抗心律失常药物的名称和服用规律。

（2）呼吸系统疾病

1）慢性阻塞性肺疾病： 患病年限，平时是否有咳嗽、咳痰、喘息、呼吸困难等症状，最近咳痰量是否有变化，痰液是否变黄，疾病对活动的影响程度；平时是否用药物治疗，如果有的话应说明药物名称。

2）哮喘： 类型、程度和患病年限，是否有咳嗽、喘鸣或者呼吸困难等症状，近期是否有急性发作；哮喘发作时的症状及缓解方法，平时服用的药物。如果您两周内出现过哮喘发作，请务必告知麻醉医生，因为这可能威胁到手术时的生命安全，通常建议推迟手术。

3）急性呼吸道感染： 如果您两周内有感冒、肺炎等急性呼吸道感染情况，请明确告知麻醉医生。这些情况可能导致住院麻醉、手术期间出现气道高反应性，增加肺部并发症的发病风险，威胁患者的安全。麻醉医生会在访视时进行听诊，并可能让患者进行一些简单的测试以评估呼吸功能。

（3）神经系统疾病

1）脑血管疾病： 是否患有脑梗死、脑出血等疾病；以前接受过何种治疗；目前是否有后遗症；目前在使用的药物名称。

2）癫痫： 癫痫的发病诱因、表现、缓解方式和目前服用的药物。如果近期有过癫痫急性发作，需明确告知。

3）精神疾病： 请家属详细告知患者精神疾病的种类、严重程度、病因和治疗方法，尤其是目前在使用的精神类药物的名称，这些信息对于麻醉医生评估患者的麻醉耐受性和制定麻醉方案至关重要。

（4）内分泌系统疾病

1）糖尿病：糖尿病的类型、患病年限；目前的治疗方法（包括是否使用胰岛素）。如果能提供近期监测的空腹和餐后血糖水平，将有助于麻醉医生评估病情。

2）甲状腺功能亢进症或者甲状腺功能减退症：甲亢或甲减的患病年限；您的情绪、睡眠和体重变化情况；甲状腺疾病的治疗方法；是否存在呼吸困难或合并心肌病。如果您平时记录了心率和甲状腺激素水平，也请告知麻醉医生。

（5）肝脏、肾脏疾病：是否患有肝脏、肾脏疾病？是否有病毒性肝炎？如果有的话，是否有明确、规律地治疗？是否患有肾衰竭、尿毒症？如果有的话，是否规律透析？请详细记录透析前后的数据，供麻醉医生参考。

（6）血液系统疾病：是否存在贫血的情况，包括贫血的原因、类型以及目前的治疗方式；如果存在凝血功能障碍，请告知麻醉医生这一情况，包括是否正在服用止血或者抗凝药物。

（二）签署麻醉知情同意书

签署麻醉知情同意书是麻醉医生术前评估和访视的重要工作。知情同意书是必不可少的法律文书，旨在向您或者家属解释麻醉操作可能伴随的副作用、风险及并发症。麻醉医生会根据术前评估的情况，向患者和/或家属解释麻醉方案及其潜在的并发症。麻醉医生所提及的副作用、风险和并发症并非一定会出现，不同病情下这些情况出现的概率也不同。

第二节 麻醉前后你想要知道的那些事

（一）麻醉手术之前多久不能吃饭、喝水？

当您要准备接受麻醉和手术时，医生会嘱咐您提前禁食、禁水。这是为什么呢？具体要禁食、禁水多久呢？

当您在接受深度镇静或者全身麻醉时，身体的保护性呛咳以及吞咽反射会减弱甚至是消失，食管括约肌会松弛，这些生理变化可能导致胃内容物反流。一旦反流物误吸入呼吸道，就可能引起呼吸道梗阻和吸入性肺炎，治疗难度大，死亡率高。即便是接受局部麻醉的患者，如果存在意识障碍或使用了静脉镇痛药，反流误吸的发生风险同样很高。因此，为确保您围手术期的安全，术前需要遵循特定的禁食和禁水要求。

那么，具体要禁食、禁水多久呢？成人术前禁食固体食物至少 6 小时，油炸及高脂肪肉类食物至少 8 小时；术前禁饮清饮料（包括清水、黑咖啡、碳酸饮料、清茶和无渣果汁）至少 2 小时，且饮用量应小于 400 毫升。

上述禁食、禁饮方法仅适用于择期手术的大多数患者，如果您要接受的是胃肠道的手术或者急诊手术，则需根据具体情况进行调整。

（二）手术当天不让吃饭喝水，那药物也需要停服吗？

中老年患者常伴有高血压、糖尿病和冠心病等合并症，通常需要长期服用多种药物。那么，这些药物在术前应如何调整呢？

1. 心血管系统药物

（1）β 受体阻滞药：包括美托洛尔、比索洛尔、索他洛尔等，术前无需停药，应继续服用至手术当日早晨。

（2）血管紧张素转化酶抑制剂（angiotensin converting enzyme inhibitor，ACEI）和血管紧张素Ⅱ受体阻滞剂（angiotensin Ⅱ receptor blocker，ARB）：包括卡托普利、依那普利、贝那普利、缬沙坦和厄贝沙坦等。这两类药物可能会增加术中低血压的发生风险，如果平时血压控制良好，建议手术当天停用。

（3）钙通道阻滞剂：包括硝苯地平、尼卡地平、地尔硫䓬、维拉帕米等。这类药物能够改善心肌的供需平衡，对围手术期血压无明显影响，可以继续服用至手术日早晨。

（4）利尿剂：包括呋塞米、氢氯噻嗪和螺内酯等，长期服用可能出现低钾血症和体液缺失等情况，建议术前 2 天停用。

（5）复方制剂：如复方利血平等药物会消耗外周儿茶酚胺而降压，术中易发生血压下降等情况，建议血压波动较大的患者术前停药 1 周，改用其他降血压药物。

2. 呼吸系统药物

（1）平喘药：如茶碱类药、沙丁胺醇和吸入性糖皮质激素等，应持续使用至手术当日早晨。

（2）止咳药：如氨溴索、甘草口服液等，无需停药，可持续使用。

（3）降肺动脉高压药：如西地那非、依前列醇等，不能随意停药，应当继续服用至手术当天早晨。

3. 神经、精神类药物

（1）抗癫痫药：如苯妥英钠、卡马西平等，应使用至手术当日早晨，术后尽快恢复用药。

（2）精神类药：三环类抗抑郁药（如阿米替林和丙米嗪等）术前不建议停药，但手术当天早晨应停药；选择性 5- 羟色胺再摄取抑制剂（如舍曲林、氟西汀等）通常不需要停用，但手术出血风险较高时，可考虑术前两周停用；单胺氧化酶抑制剂（如苯乙肼、异烟肼、溴法罗明等）应在术前两周停用，并改服其他不影响麻醉和手术的药物。

（3）抗焦虑药：如地西泮、劳拉西泮等，应继续服用直至手术当日早晨，以避免疾病反复。

（4）抗帕金森用药：如左旋多巴，贸然停药可加重帕金森症状，应继续服用至手术当日早晨，术后尽快恢复用药。

4. 消化系统用药　如雷尼替丁、奥美拉唑等，应持续服用至手术当日早晨。

5. 降血糖药

（1）促胰岛素分泌药：如磺脲类和格列奈类药物，应服用至术前 1 天，手术当日停药。

（2）二甲双胍和噻唑烷二酮类药：短小手术且手术当天能恢复进食者，可持续服用至手术日当天早晨；中、大手术且手术当天无法恢复进食患者，应服用至术前一天，手术当天停药。

（3）DPP-4 抑制药：如西格列汀、维格列汀和沙格列汀等，应服用至手术当日早晨。

（4）SGLT-2 抑制剂：如卡格列净、达格列净和恩格列净等，术前需停用 2 天。

（5）胰岛素：根据血糖控制目标和策略调整胰岛素的使用剂型。手术当日应该停止控制餐后血糖的短效胰岛素或速效胰岛素类似物，但保留控制基础血糖的中长效胰岛素（需减量）。

（三）全身麻醉后患者多久能醒过来?

很多患者和家属都非常关注全身麻醉手术后的苏醒情况。通常来说，接受全身麻醉的患者在手术结束且麻醉药物停止输注后 5 ~ 15 分钟内即可苏醒。苏醒后的患者会在手术间或麻醉后监护室接受一段时间的监护，待情况稳定后被送返病房。个别患者可能会出现苏醒延迟，这可能与患者的年龄、手术种类、手术时间、身体状况和药物代谢等因素有关。通常，麻醉医生或麻醉后监护室的医生会在患者达到返回病房的标准后才安排其转回病房。

（四）术后为什么会出现恶心、呕吐?

术后恶心呕吐是外科手术术后的常见并发症之一，通常发生在术后 1 ~ 2 天内，少数情况可能持续至术后 5 天。术后恶心呕吐可能与患者自身因素、麻醉药物、手术类型和术后镇痛药等因素有关。麻醉医生在术前访视时会特别考虑患者是不是术后恶心呕吐的高危人群，包括女性、既往有晕动病史、上腹部手术和不吸烟患者等。与此同时，麻醉医生通过使用术前用药、止吐药和精细的麻醉药物管理来尽可能地降低术后恶心呕吐的发生率。即便患者在采取预防措施后仍出现术后恶心呕吐，也不必过分担忧，麻醉医生可采用多种方法进行止吐治疗。

（五）术后疼痛怎么办？

术后疼痛是患者和家属普遍关注的问题。手术切口引起的中枢敏化和神经兴奋性改变可能导致术后疼痛加剧，若术后疼痛未得到妥善控制，可能会增加患者的发病率和死亡率。因此，有效缓解术后疼痛极其重要。目前临床中常用的术后镇痛方法包括阿片类药物静脉内患者自控镇痛、区域镇痛技术以及非阿片类药物治疗等。麻醉医生会综合考虑患者的意愿和身体状况，评估各种术后镇痛方法的利弊，为患者选择最合适的术后镇痛方案。

老年人的生理状态和药物代谢都会随年龄增长而发生变化，这可能会影响其术后疼痛的治疗效果。尤其是术前存在情感表达障碍或认知能力障碍的老年患者，其术后疼痛治疗难度相对较大。这既与老年患者不愿主诉疼痛或表达障碍有关，又与他们不愿服用药物有关。此外，老年患者术后镇痛的需求量存在显著的个体差异，慢性疼痛的发生率较高。因此，针对老年人，临床推荐多模式镇痛方法进行治疗。麻醉医生会根据患者的个体化情况谨慎选择术后镇痛药，以减少药物不良反应的发生。若患者在充分术后镇痛后仍感觉疼痛难忍，麻醉医生及病房医生会继续进行疼痛治疗，包括药物治疗和镇痛操作治疗，以减轻患者的术后不适，促进患者康复并缩短住院时间。

第四章

手术探幽：无影灯下手术之境

第一节 手术室环境、人员及仪器设备介绍

手术室作为医院的核心功能区域对于患者而言，是现代医疗中充满未知与恐惧的神秘之地。其设计与运行直接关系到手术的成败和患者的生命安全。在这个高度专业化和严格受控的环境中，每一个细节都经过了精心的规划与设计，以确保无菌环境和完备的功能性。

一、手术室环境

1. 无菌环境 下面从手术室最为人所熟知，却难以直观体验的特性——无菌环境开始介绍。手术室作为保障患者生命安全的关键场所，手术的成功不仅仅需要依靠医生精湛的医术，更需要无菌环境的支持。在这种环境中，空气的纯净度对于手术的成功至关重要。为了维持空气的无菌状态，手术室通常配备了高效空气过滤器（high efficiency particulate air filter，HEPA filter），它能够过滤掉直径 0.3 微米及以上的颗粒物，几乎阻挡了绝大多数细菌和病毒，从而显著降低了手术过程中的感染风险。因此，HEPA 成为手术室不可或缺的一部分。此外，手术室内通常维持着比外界更高的空气压力，可以防止外界空气和可能携带的污染物进入手术室。这种正压环境是通过持续供应经过过滤的空气来实现的，对于保持无菌环境至关重要。

2. 温湿度范围 在手术室，温湿度的严格控制对于创造最佳手术环境至关重要。一般来说，手术室的温度应维持在 21～25℃，湿度应保持在 50%～60%。将手术室的温湿度控制在适宜的范围内，不仅可以减少患者的感染风险，还可以提高医护人员的手术效率。医护人员能够专注于手术操作，避免因温度过高或过低而导致的操作失误。此外，在手术过程中，患者的体温可能会受到麻醉、失血等多种因素的影响而下降。适宜的温湿度还有助于维持患者的正常体温和生理机能，减少因体温下降而引发的并发症。

二、手术室人员

手术室中的医疗团队由外科医生、麻醉师、护士和其他技术人员组成。团队成员均经过严格培训和专业认证，具备丰富的手术经验和专业知识，将竭尽全力为患者提供安全、高效和个性化的医疗服务。

1. 外科医生 外科医生是手术室中的核心人员，负责实施手术操作并确保手术的安全和成功。针对老年患者手术，外科医生的经验尤为重要。他们需要充分了解患者身体的特殊性和潜在的健康问题，以便提前制定相应的手术方案。同时，还需要与其他医疗团队成员紧密合作，确保手术过程中各项操作的顺利进行。

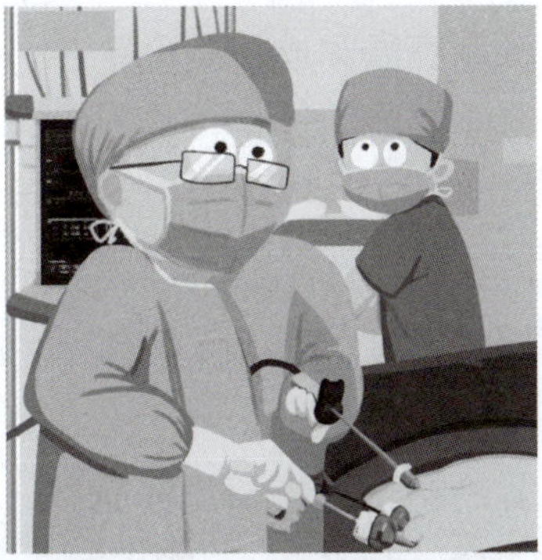

2. 护士团队 护士团队在手术室中发挥着至关重要的作用，协助医生进行手术准备、患者监护、器械准备等工作。针对老年患者手术，护士团队应当具备专业护理知识和技能，了解老年患者的特殊生理和心理需求，有效应对手术中可能出现的特殊情况。具备专业素养的护士团队对于患者手术的成功和恢复至关重要。

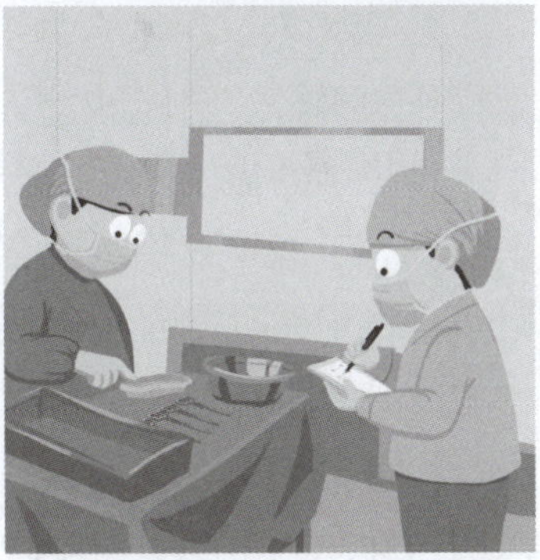

3. 麻醉师 麻醉师负责给患者进行麻醉和生命体征监测，以确保手术过程的安全性和舒适性。针对老年患者手术，麻醉师需要根据患者的身体状况和手术需求制定合理的麻醉方案。由于老年人身体机能衰退和存在潜在的健康问题，他们对麻醉的耐受性可能会降低。因此，麻醉师需要密切监测患者的生命体征，确保麻醉过程的安全性。同时，他们还需要与外科医

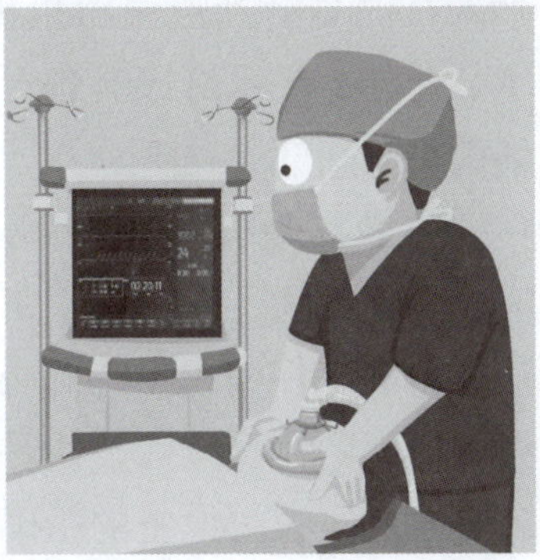

生和护士团队紧密合作，协调好麻醉和手术之间的关系。

三、手术设备

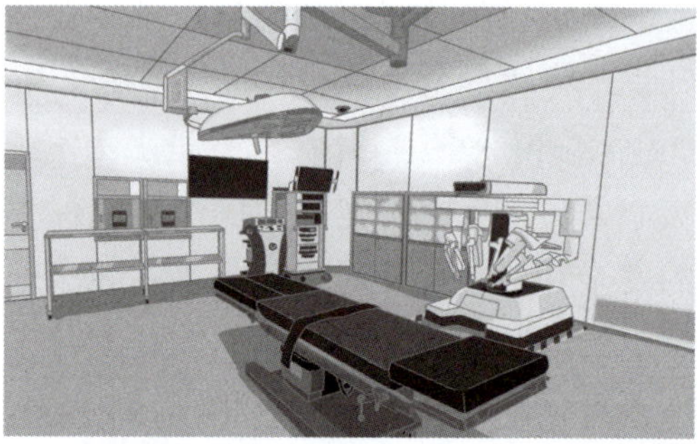

手术室是解除患者病痛和抢救生命的重要场所，手术室仪器设备的正常运行对手术的顺利开展和成功至关重要。手术室必备的设备包括手术台、手术灯、负压吸引设备、手术器械等。这些设备需要保持良好的工作状态，以确保手术过程的顺利进行。对于老年人手术，手术设备的选择和使用需充分考虑患者的特殊需求和身体状况，并严格遵守相关操作和护理指南，以确保其安全、有效地发挥作用。

1. 手术台 手术台是手术室中最基本的设备之一，为医生提供了手术操作的平台。它能够进行高低、前后倾斜等多种调节，以满足医生在手术过程中的需求。手术台表面通常采用耐腐蚀材料制成，易于清洁和消毒。对于老年人手术而言，手术台的舒适度和稳定性尤为重要。一个舒适且稳定的手术台可以缓解老年患者在手术过程中的不适感和减少手术中的风险，有助于手术的顺利进行。

2. 手术灯 手术灯是手术室中不可或缺的照明设备。它能提供强光照明，确保医生能够清晰地观察手术区域，从而精确地进行手术操作。手术灯的亮度和色温可根据手术需求进行调节，以营造最佳的视觉环境。此外，手术灯还具备无影化和抗菌功能，能够有效减少阴影干扰和细菌交叉感染的风险。

3. 负压吸引设备 负压吸引设备主要用于排除手术区域的血液、体液和其他污物，以确保手术区域的清洁度。这些设备通常由引流管、集液容器等组件构成。它们协同工作，通过负压吸引，能够迅速将手术过程中产生的污物排除，使手术区域保持相对清洁，从而显著降低感染的风险。负压吸引设备的精确设计和高效性能，使得手术过程更加安全、顺利。

4. 手术器械和仪器 手术器械和仪器是外科手术中必不可少的工具，种类繁多，设计和功能各异，但都是为了提高手术效率和效果。其中，手术刀、手术剪、止血钳等是常用的手术器械，而高频电刀、激光刀、超声刀等则是现代术中不可或缺的仪器。此外，监护设备用于监测患者在手术过程中的血压、血氧、心率等生命体征，提供实时数据，帮助医护人员评估患者的状况并调整治疗方案。随着科技的进步，机器人手术系统、腹腔镜、显微镜等先进仪器凭借其非接触式或微创等优势获得广泛应用。这些先进仪器不仅推动了外科手术技术的持续创新和发展，也极大地提升了患者的治疗效果和生活质量。手术过程中的设备在保障手术安全、顺利进行方面发挥着重要作用。因此，在手术室设备的选择、维护和操作方面，医疗人员都需要具备专业的知识和技能，以确保手术过程的安全性和有效性。

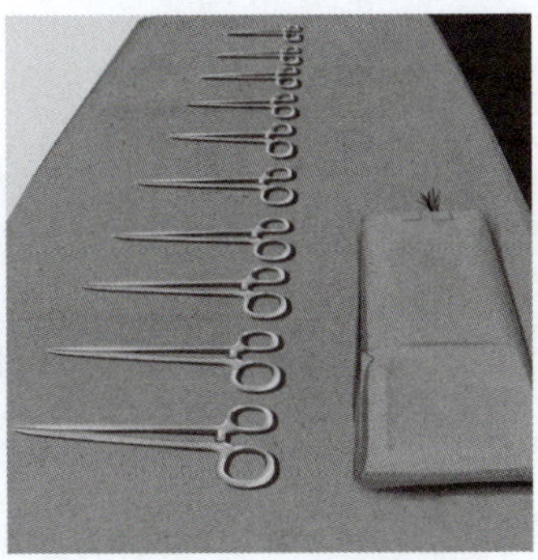

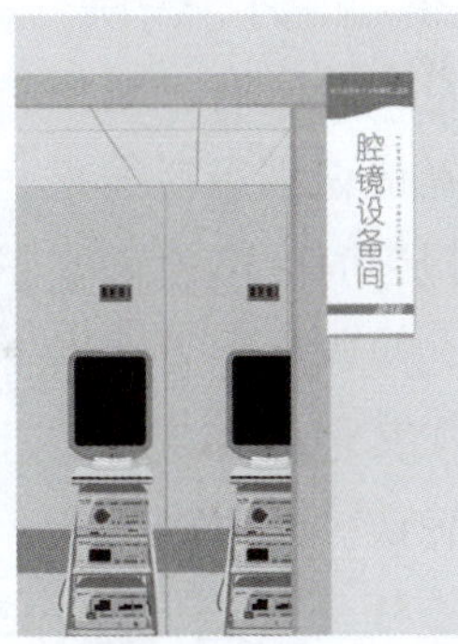

第二节 手术患者转运交接

进出手术室的转运和核对腕带等程序，在维护患者安全和提高医疗质量方面扮演着至关重要的角色。这些看似简单的步骤，背后有着精心设计的程序和标准，旨在降低手术室风险，减少错误发生的可能性。以下内容将详细介绍这些流程及其必要性。

（一）进入手术室

1. 患者在进入手术室之前，需在医护人员的指导下做好以下准备工作。

（1）术前访视： 手术室护士会在术前一天或手术当天前往病房访视患者，了解患者的基本情况、病史、过敏史、手术名称和手术部位等关键信息。同时，护士会查看病历和化验单是否齐全和正常，询问患者是否按时禁食、禁水，是否有特殊情况需要注意。此外，护士会对患者进行术前宣教，告知患者手术的目的、步骤、风险、预后等，以缓解患者的恐惧和紧张情绪，增强患者的信心和配合度。

（2）佩戴腕带： 腕带是患者身份的重要标识，上面标有患者的姓名、性别、住院号、入院日期等重要信息，并附有二维码，便于医护人员快速准确地识别患者身份，防止身份混淆。佩戴腕带时，需由两名护士核对信息无误后将其佩戴在患者手腕上（如有禁忌，则佩戴在其他肢体或床挡上），并请患者或家属确认。佩戴腕带后，医护人员在对患者实施任何检查、操作或转运前都应核对腕带，确认患者身份。

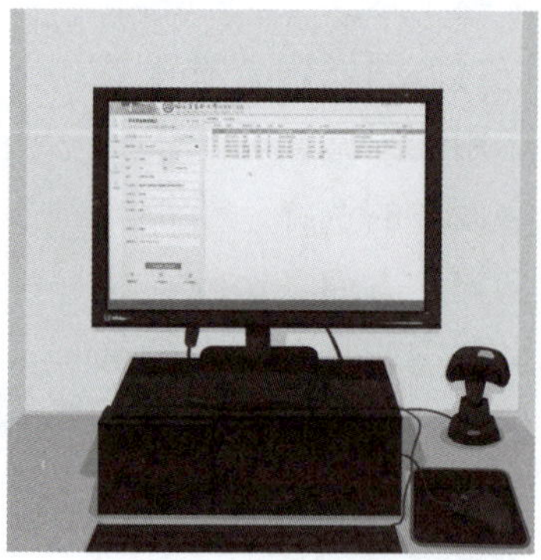

（3）转运准备： 在转运患者到手术室前，护士还需要做好以下准备工作。摘除患者身上的可移除义齿、眼镜、首饰、发卡、角膜接触镜（隐形眼镜）等物品，并交给家属保管或记录在财物清单上。为患者换上清洁的内衣裤，并穿上病员服。建立静脉通路，并根据医嘱给予必要的液体或药物治疗。携带必要的物品，如病历、造瘘袋、支具、术中用药、影像资料等。

2. 将患者转运到手术室的过程需要遵循一定的规范和流程，以确保患者的安全转运。具体步骤如下。

（1）转运方式： 根据患者的病情和体力状况，选择合适的转运方式。一般有以下几种方式。

1）平车转运：适用于无法自行行走或不宜行走的患者，如卧床患者、重症患者、骨折患者等。平车转运时，需至少两名护士或护工配合，一人负责控制平车的方向和速度，另一人负责观察患者状况和输液情况，必要时还需增加人手协助推送氧气瓶、监护仪等设备。

2）轮椅转运：适用于虽能自行行走但体力不支或有其他不适的患者，如老年患者、贫血患者、心脏病患者等。轮椅转运时，需一名护士或护工推动轮椅前行，另一名负责随行观察患者状况和输液情况。

3）病床转运：适用于患者突发紧急情况，需要立即进行手术时，可以迅速推动病床直达手术室。

4）行走转运：适用于体力充沛且无其他禁忌的患者，如年轻患者、轻症患者等。行走转运时，应由一名护士或护士助理陪同，护理人员需观察患者情况，以防跌倒或晕厥。

（2）转运路线： 应尽量选择最短、最平坦、最安全的路线转运患者至手术室，避免拥挤、嘈杂、有异味的区域，以降低对患者的刺激和不良影响。

（3）转运速度： 根据患者病情和心理状况适当调节转运速度，一般以平稳、安全为宜，避免过快或过缓。转运过程中，应注意避免碰撞、颠簸、晃动等，保持平稳和舒适。

（4）转运交接： 将患者转运到手术室后，需按照规定的流程进行交接。具体步骤如下。

1）将平车或轮椅停靠在手术室门口，与手术室护士通过软件扫描腕带共同核对患者姓名、性别、年龄、手术名称和部位等信息。

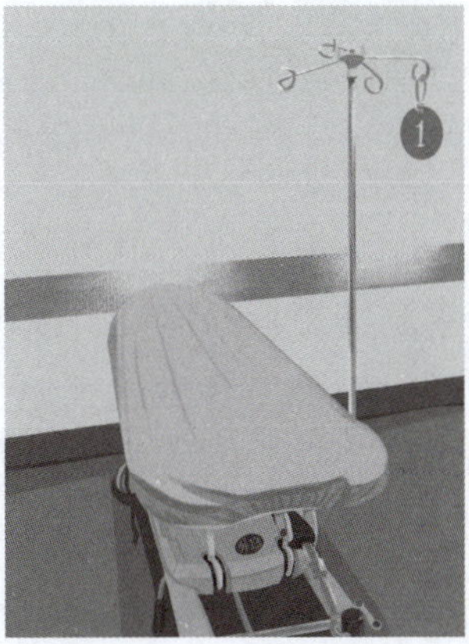

2）将患者从平车或轮椅上移至手术转运车上，调整至舒适体位。将病历、术中用药、影像资料等文件交给手术室护士，并告知患者的特殊情况和注意事项。

3）与手术室护士签字确认交接完成，并填写交接记录。

（二）离开手术室

当患者手术结束，需要返回病房或麻醉恢复室时，同样需要进行转运和交接，具体步骤如下。

1. 出手术室前 在手术结束后，手术室护士会根据麻醉医生的指示，将患者从手术床上移至平车上，并调整好体位。同时，手术室护士会将病历、手术记录等文件整理好，并与麻醉恢复室或病房护士沟通，明确转运时间和地点。

2. 出手术室后 患者离开手术室后，手术室护士会根据患者的病情和麻醉方式，选择合适的转运方式和速度，确保患者平稳、安全地转运至麻醉恢复室或病房。转运过程中，护士应密切关注患者的生命体征、出血情况、输液情况等，及时发现并处理各类异常情况。

3. 转运交接 将患者转运到麻醉恢复室或病房后，需按照既定流程进行交接。具体步骤包括：将平车停靠在麻醉恢复室或病房门口，与麻醉恢复室或病房护士核对患者姓名、性别、年龄、手术名称和部位等信息。将患者从平车上移至恢复床或病床上，调整至舒适体位。将病历、手术记录等文件完整交给恢复室或病房护士，并告知患者的手术情况和注意事项。双方签字确认交接完成，并填写交接记录。

第三节 手术体位摆放及要求

在患者进入麻醉状态后，医护人员会根据患者的身体状况及手术需求调整患者的体位，以确保手术过程的安全与舒适。

如果患者做过其他手术或身体关节存在任何不适，请术前及时告知医护人员，以便他们采取相应的措施。

（一）仰卧位

将患者头部放置于枕上，两臂置于身体两侧或自然伸开，两腿自然伸直，形成标准仰卧位。根据手术部位及手术方式的不同，可摆放成各种特殊的仰卧位，如头后仰卧位、头高脚低仰卧位、头低脚高仰卧位、人字分腿仰卧位等。

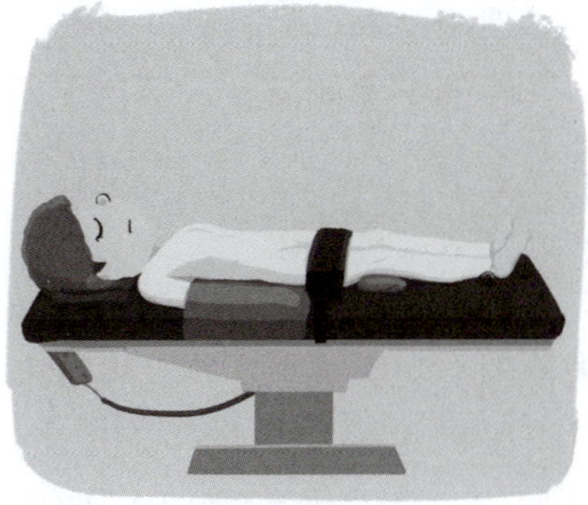

1. 标准仰卧位 在摆放的过程中，手术室的护理团队会保护患者身体的各个部位，无论患者体型、是否为孕妇或儿童，都会采取适当的保护措施。

适用手术：头颈部、颜面部、胸腹部、四肢等部位的手术，如眼病、口腔疾病、乳腺疾病、肝胆胃肠疾病、四肢疾病等。

2. 特殊仰卧位 头（颈）后仰卧位：为了充分显露手术部位，护理团队会在患者肩下放置软垫，以抬高肩部，在颈下放置软垫使头部后仰，或者使用手术床调节至颈伸位。

适用手术：甲状腺手术、颈前入路手术、腭部手术、咽部手术以及气管切开手术等。

如果患者有颈椎病史或曾接受过颈椎手术，请在入院时及时告知医生，以便医生根据患者的身体情况作出适当的体位调整。

此外，还可根据手术需要调整成其他特殊仰卧位，如单纯人字分腿仰卧位、头低脚高人字分腿仰卧位、头高脚低人字分腿仰卧位。

下图所示仰卧位适用于部分颈椎、颅脑部手术等。

（二）侧卧位

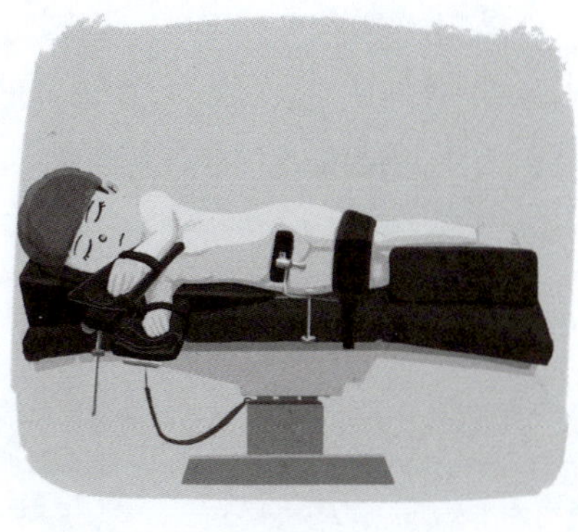

1. 普通侧卧位 患者一侧自然侧卧，头部偏向健侧，双下肢自然屈曲，前后分开放置。双臂自然向前伸展，保持脊柱处于水平线上并维持生理弯曲。根据手术部位及手术方式不同，可摆放成各种特殊侧卧位。

适用手术：颞部、肺、食管、侧胸壁、髋关节等部位手术。

2. 特殊侧卧位 如45°侧卧位、

腰部手术侧卧位。

适用手术：胸腔镜下胸腺切除手术等。

腰部手术侧卧位。适用手术：开腹肾、部分输尿管、腔镜肾、肾上腺等手术。

（三）俯卧位

俯卧位是指患者俯卧于床面，面部朝下，背部朝上，确保胸腹部最大范围不受压，双下肢自然屈曲。

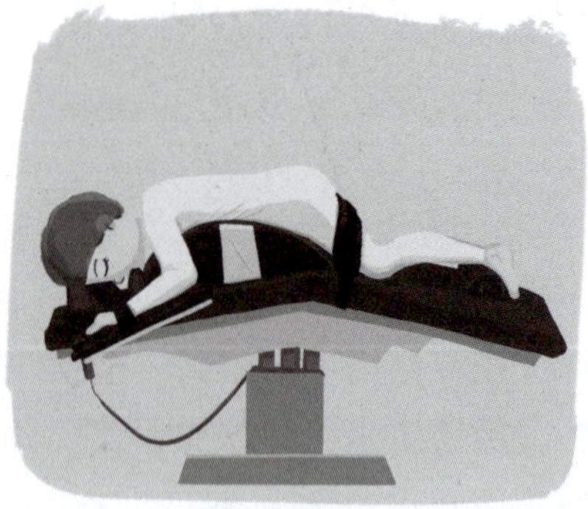

医护人员会尽量保护患者的骨突部位，并在受压部位给予支撑，避免患者身体受压时间过长，但对于一些时间过长的大手术，受压部位仍有可能发生压力性损伤。

适用手术：胸腰段脊柱手术、背部肿物切除、经肛门类（痔）等部位手术。

适用手术：颈椎后入路、枕部、部分颅脑等部位手术。

（四）截石位

截石位是患者仰卧，并采取双腿放置于腿架上、臀部移至床边的姿势，以最大限度地暴露会阴部的手术体位。

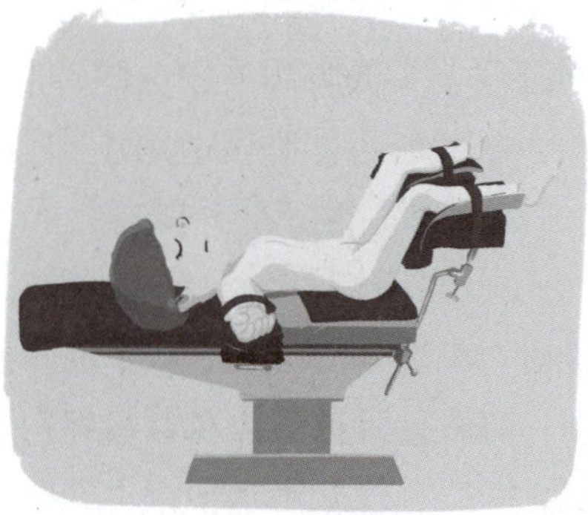

适用手术：经内镜泌尿系手术、会阴部手术、腹会阴联合直肠癌根治术（Miles 手术）等。